实用专科护理
操作技术与规范

乔慧华 等 主编

长江出版传媒 湖北科学技术出版社

图书在版编目(C I P)数据

实用专科护理操作技术与规范/乔慧华等主编.--
武汉：湖北科学技术出版社，2022.7
 ISBN 978-7-5706-2021-0

 Ⅰ. ①实… Ⅱ. ①乔… Ⅲ. ①护理-技术操作规程
Ⅳ.①R472-65

中国版本图书馆CIP数据核字(2022)第084323号

责任编辑：许可 　　　　　　　　　　　　　　　　　　封面设计：胡博

出版发行:湖北科学技术出版社 　　　　　　　　　电话:027-87679426
地　　　址:武汉市雄楚大街268号 　　　　　　　　邮编:430070
　　　　　（湖北出版文化城B座13-14层）
网　　　址:http://www.hbstp.com.cn

印　　刷:山东道克图文快印有限公司 　　　　　　　邮编:250000

787mm×1092mm　　1/16 　　　　　　　8.75印张　　198千字
2022年7月第1版 　　　　　　　　　　　2022年7月第1次印刷
　　　　　　　　　　　　　　　　　　　　　　定价：88.00 元

《实用专科护理操作技术与规范》
编委会

主　编

乔慧华　　山东省泰安市肥城市中医医院

孙　菲　　潍坊护理职业学院

孙丽敏　　济南市第五人民医院

朱爱春　　单县海吉亚医院

张瑞凤　　日照市人民医院

康秀萍　　昌乐县宝城街道卫生院

副主编

柳晓芳　　平度市中医医院

邵光景　　菏泽市立医院

周坤坤　　山东省淄博市高青县高城中心卫生院

焦淑芬　　武汉市精神卫生中心

谢小丽　　达州市中西医结合医院

孙翠苹　　聊城市东昌府人民医院

王丽娜　　荆州市第一人民医院

编　委

袁钰琦　　河南科技大学第一附属医院

孙海萍　　青岛市即墨区中医医院

张丽娟　　河南科技大学第一附属医院

前　言

　　随着社会经济的飞速发展和物质文化生活的不断提高,人类对珍惜生命、追求健康也不断提出新的要求。护理人员是卫生战线上的主力军,是推动健康新概念的中坚力量,是人类健康的捍卫者。护理学作为医学的一个分支,其概念和实质上都有了新的变化,因此为了适应新世纪对护理工作更新更高的要求,使护士掌握的知识更加全面具体,我们组织编写了本书,旨在为广大护理工作者及医学爱好者,获得更全面的有关护理方面的知识提供一些帮助。

　　护理工作在我国医疗卫生事业中发挥着重要的作用,广大护理工作者在协助临床诊疗、救治生命、促进康复、减轻疼痛及增进医患和谐方面负担着大量工作。本书介绍了临床常用的基础护理技术操作,规范了各项基础护理操作规程,涵盖了各个护理专业的内容,如:呼吸系统疾病的护理、消化系统疾病的护理、循环系统疾病的护理等,根据临床专业的划分,就每个护理专业的常见病、多发病的疾病概述、临床表现、护理诊断、护理评估、护理措施等各个方面均做了介绍,真正做到了理论与实践,临床与教学的结合,突出体现实用性和可操作性。

　　"他山之石,可以攻玉",希望本书能为社会的健康发展献出一份力量。由于编者水平有限,编写时间紧张,书中难免有不足之处,敬请广大读者指正并提出宝贵意见。

编　者

目 录

第一章　呼吸内科疾病的护理

第一节　急性上呼吸道感染

一、概述

急性上呼吸道感染（简称急性上感），是鼻腔、咽或喉部的急性炎症的概称，是呼吸道最常见的急性感染性疾病。全年皆可发病，冬春季节多发，多数为散发性，在气候突变时可造成流行。病原体主要通过飞沫传播，也可由于接触被病毒污染的用具而传播。

二、病因与发病机制

急性上感70％～80％的由病毒引起，包括鼻病毒、流感病毒、副流感病毒、呼吸道合胞病毒、腺病毒、埃可病毒、柯萨奇病毒、麻疹病毒和风疹病毒等。由于病毒的类型较多，人体对各种病毒感染后产生的免疫力较弱且短暂，病毒间又无交叉免疫，故1年内可多次发病，特别是老幼体弱、呼吸道有慢性炎症者更易患病。

少数上感由原发或继发细菌感染引起，以溶血性链球菌最常见，其次为流感嗜血杆菌、肺炎球菌和葡萄球菌等，偶见革兰阴性杆菌。上感在受凉、淋雨、过度疲劳、全身或呼吸道局部防御功能降低时诱发。

三、护理评估

（一）健康史

有无受凉、淋雨、过度疲劳等使机体抵抗力降低等情况，发病前有无与急性呼吸道感染患者密切接触史；应注意询问本次起病情况，既往健康状况，有无呼吸道慢性炎症等。

（二）身体状况

1.症状和体征

(1)普通感冒：俗称"伤风"，又称急性鼻炎或上呼吸道卡他，以鼻咽部卡他症状为主要表现。起病较急。初期有咽干、喉痒、喷嚏、鼻塞、流清水样鼻涕，2～3d后分泌物变稠。可伴咽痛，有时因耳咽管炎使听力减退，也可出现流泪、味觉迟钝、咳嗽或少量黏液痰等。一般无发热，或仅有低热、轻度头痛、全身不适等症状。检查可见鼻腔黏膜充血、水肿、有分泌物，咽部充血。如无并发症，一般5～7d痊愈。

(2)病毒性咽炎和喉炎：咽炎，表现为咽痒和灼热感，咽痛不明显；喉炎，表现为声嘶，可有咳嗽，咳嗽时喉部疼痛。体格检查可见咽喉部充血、水肿，局部淋巴结肿大、触痛。

(3)疱疹性咽峡炎：常为柯萨奇病毒A引起，多见于儿童，好发于夏季。表现为明显咽痛、发热。检查可见咽部充血，咽和扁桃体表面有灰白色疱疹和浅表溃疡，周围伴红晕。

(4)咽结膜热：常为腺病毒和柯萨奇病毒引起。常发生于夏季，儿童多见，由游泳传播。表现为发热、咽痛、畏光、流泪、咽和结膜明显充血。

（5）细菌性咽扁桃体炎：起病急，明显咽痛，吞咽时加剧，伴畏寒、发热，体温可达 39℃ 以上。检查可见咽部明显充血，扁桃体充血肿大、表面有黄色脓性分泌物，颌下淋巴结肿大、压痛，肺部无异常体征。

2.并发症

急性鼻窦炎、中耳炎、气管－支气管炎。部分患者可并发风湿热、病毒性心肌炎、肾小球肾炎等。

（三）心理及社会资料

上呼吸道感染的患者虽然症状明显，但经休息和（或）治疗能很快痊愈，一般不影响生活和工作，患者心理上比较轻松。部分患者因发热、全身酸痛而表现疲惫不堪，情绪低落。少数患者对疾病轻视，不能及时就诊，易致病情延误而使感染向下蔓延而加重病情。

（四）辅助检查

1.血常规

病毒感染时白细胞计数正常或偏低，淋巴细胞比例升高。细菌感染时白细胞计数及中性粒细胞计数可偏高，可有核左移。

2.病原学检查

需要时可做病毒分离或血清学检查，可判断病毒的类型。细菌培养可判断细菌类型并做药物敏感试验以指导临床用药。

四、治疗要点

急性上呼吸道感染传染性强，少数可引起严重并发症，必须积极预防和治疗。病毒感染者，目前尚无特效的抗病毒药物，治疗原则以对症处理为主，确定为细菌感染时可用抗生素治疗。

五、护理诊断及合作性问题

1.体温过高

体温过高与病毒和（或）细菌感染有关。

2.舒适度减弱：鼻塞、咽痛、流涕

鼻塞、咽痛、流涕与感染有关。

六、护理目标

患者体温恢复正常，躯体不适缓解，日常生活不受影响。

七、护理措施

（一）一般护理

1.休息

适当休息，减少体力活动，发热患者应卧床休息，保持室内空气流通，调节适宜的温度、湿度。

2.营养

给予清淡、易消化的高热量、高维生素、低脂肪的流质或半流质饮食，鼓励患者多饮水，以补充出汗等消耗，维持体液平衡。

(二)病情观察

每 4h 测 1 次体温、脉搏、呼吸并记录,观察患者发热程度和热型。警惕并发症,若咳嗽加重、咳脓痰,体温升高,提示并发下呼吸道感染;如耳痛、听力减退提示中耳炎;头痛伴脓性鼻涕等提示鼻窦炎;恢复期患者出现心悸、胸闷、眼睑水肿、高血压及关节痛等提示心肌炎、肾炎、风湿热等。

(三)用药护理

发热伴全身酸痛者,可遵医嘱服用阿司匹林、索米痛片、感冒清冲剂等解热止痛药;应注意避免大量出汗引起虚脱;咽痛、声嘶可用淡盐水含漱或润喉片含服,局部雾化治疗;鼻塞、流涕用 1‰ 麻黄碱滴鼻;遵医嘱给予抗生素或抗病毒药物治疗,防治感染并注意观察药物疗效。

(四)对症护理

当患者体温超过 39℃时可进行物理降温,如头部冷敷、温水或酒精擦浴等。必要时遵医嘱使用药物降温,并观察记录降温效果。患者寒战时可用热水袋保暖。患者退热时常大汗淋漓,应及时擦干汗液,更换衣服及被褥。

(五)健康指导

(1)避免受凉、淋雨、过度疲劳等诱发因素,吸烟者应戒烟。

(2)加强体育锻炼,坚持耐寒训练,增强体质。

(3)在疾病流行季节尽量不去公共场所,防止交叉感染;室内可用食醋加热熏蒸,每日 1次,连用 3d;可酌情用流感疫苗行鼻腔喷雾;也可用板蓝根、野菊花、桑叶等中草药熬汤饮用。

(4)恢复期若出现眼睑水肿、心悸、腰酸、关节痛等症状,应及时诊治。

八、护理评价

(1)体温是否降至正常。

(2)鼻塞、咽喉痛等症状是否减轻。

第二节 急性气管－支气管炎

一、概述

急性气管－支气管炎(acute broncho-bronchitis)是指由于各种原因导致气管－支气管黏膜的急性炎症,临床主要症状为咳嗽和咳痰。本病多发生于寒冷季节或气候变化明显时,常继发于,上呼吸道感染。

二、病因与发病机制

感染是最常见的病因。凡能引起上呼吸道感染的病毒和细菌均可导致本病。常见病毒有腺病毒、流感病毒、呼吸道合胞病毒等,细菌以流感嗜血杆菌、肺炎球菌、链球菌、葡萄球菌为主。细菌和病毒可直接感染,也可由上呼吸道感染蔓延引起。其他病因包括吸入过冷空气、粉尘、烟雾或刺激性气体。

此外,花粉、有机粉尘、真菌孢子等变应原的吸入也引起气管－支气管的变态反应,均可引起本病。

三、护理评估

(一)健康史

(1)评估患者发病前有无上呼吸道感染史。

(2)询问患者发病前有无吸入刺激性气体,有无过敏史等。

(二)身体状况

1.症状

起病较急,大多先有上呼吸道感染的症状,随之出现咳嗽,咳痰。先为干咳,或伴少量黏液性痰,随着感染加重,痰量逐渐增加,可由黏液性痰转变成黏液脓痰,偶有痰中带血。全身症状一般较轻,常表现为发热、乏力、食欲减退等,多3~5d后恢复正常。伴支气管痉挛时,可出现胸闷、气促。咳嗽、咳痰可持续2~3周。少数患者迁延不愈,可演变为慢性支气管炎。

2.体征

双肺呼吸音增粗,可闻及不固定的散在干、湿性啰音。

(三)心理及社会资料

评估患者有无因咳嗽、咳痰影响日常工作和休息,是否伴有焦虑等。

(四)辅助检查

1.血液检查

病毒感染者,白细胞计数正常或偏低;细菌感染者,白细胞计数和中性粒细胞明显增多。

2.痰液检查

痰涂片或痰培养可发现致病菌。

3.X线检查

胸部X线检查多无异常,或表现为肺纹理增粗,肺门阴影增深。

四、治疗要点

治疗原则主要是控制感染和止咳祛痰、解痉平喘等对症治疗,具体措施如下。

(一)控制感染

病毒感染可给予抗病毒药物,细菌感染可选用青霉素类、头孢菌素类、大环内酯类、氟喹诺酮类抗生素,或根据细菌培养和药敏试验结果选择有效药物。给药方式以口服为主,必要时可静脉注射。

(二)对症治疗

剧烈干咳者可选用喷托维林或氢溴酸右美沙芬等镇咳剂,痰多不易咳出可用溴己新(必嗽平)、复方氯化铵合剂或盐酸氨溴索(沐舒坦),也可行雾化治疗,还可口服兼有咳嗽和祛痰作用的复方甘草合剂,不宜使用强力镇咳药如可卡因,以免抑制咳嗽反射,影响痰液排出。支气管痉挛者可给予解痉平喘的药物,常用氨茶碱或 β_2 受体激动剂。

五、护理诊断及合作性问题

1.清理呼吸道无效

清理呼吸道无效与呼吸道分泌物过多、痰液黏稠不易咳出有关。

2.体温过高

体温过高与病毒或细菌感染有关。

六、护理目标

（1）能有效咳嗽，顺利排出痰液，咳嗽减轻，呼吸道通畅。

（2）体温恢复到正常范围。

七、护理措施

（一）一般护理

1.休息

充分休息，保持室内空气清新流通，温、湿度适宜，避免粉尘、烟雾的刺激。

2.饮食

提供清淡、易消化、营养丰富的流质或半流质饮食。多饮水，以稀释痰液促进排出。

（二）病情观察

观察咳嗽、咳痰的情况，记录痰的颜色、量和性状。密切观察体温变化。

（三）促进排痰，保持呼吸道通畅

指导患者正确排痰，鼓励有效咳嗽，痰液黏稠行超声雾化吸入，辅以拍背以促进痰液排出。

（四）用药护理

遵医嘱予抗生素、止咳化痰剂、平喘剂，观察药物疗效及不良反应。

（五）发热护理

参见"急性上呼吸道感染"中患者的护理"。

（六）健康指导

（1）积极预防上呼吸道感染，根据气温变化及时增减衣物，感冒流行季节少去人多拥挤的地方，避免交叉感染。

（2）平时加强体质锻炼，选择合适的体育活动，如跑步、跳健身操、打太极拳等，进行耐寒训练。

（3）患病期间避免劳累，加强休息，补充营养，及时就诊。

八、护理评价

咳嗽、咳痰是否减轻，肺部干、湿啰音是否消失，体温是否恢复正常。

第三节　慢性阻塞性肺疾病

一、概述

慢性阻塞性肺疾病（chronic obstructive pulmonary disease，COPD）是以一组气流受限为特征的肺部疾病，气流受限不完全可逆，呈进行性发展。COPD与慢性支气管炎及肺气肿密切相关。慢性支气管炎（简称慢支）是指气管、支气管黏膜及其周围组织的慢性非特异性炎症。阻塞性肺气肿（简称肺气肿）是指终末细支气管远端（呼吸性细支气管、肺泡管、肺泡囊和肺泡）

的气道弹性减退、过度膨胀、充气和肺容积增大,或同时伴有气道管壁破坏的病理状态。当慢支、肺气肿患者肺功能检查出现气流受限,并且不完全可逆时,则诊断为COPD。

COPD是呼吸系统疾病中的常见病和多发病,肺功能进行性减退严重影响患者的劳动力和生活质量,其中部分患者经过一定时间可发展至呼吸衰竭和右心衰竭。

二、病因与发病机制

(一)病因

COPD可能与下列因素有关。

1.吸烟

吸烟为重要的发病因素,烟龄越长,吸烟量越大,COPD患病率越高。香烟可损伤气道上皮细胞和纤毛运动,促使支气管杯状细胞分泌黏液增多,使气管净化能力减弱,还可破坏肺弹力纤维,诱发肺气肿的形成。

2.感染

感染是本病发生、发展的重要因素,多为病毒和细菌感染。常见病毒为鼻病毒、流感病毒、腺病毒和呼吸道合胞病毒等;常见细菌为肺炎球菌、流感嗜血杆菌、甲型链球菌等。

3.大气污染

空气中的刺激性烟雾、有害气体等大气污染对支气管黏膜损伤,使纤毛清除功能下降,分泌增加,为细菌入侵创造了条件。

4.气候及过敏

冷空气刺激、气候变化,使呼吸道黏膜防御能力减弱;喘息型慢支往往有过敏史,接触抗原物质如细菌、真菌、尘螨、花粉、某些食物和化学气体等都可引起发病。

5.遗传因素

α_1抗胰蛋白酶缺乏与肺气肿的发生有密切关系。此外,机体内在因素与慢支的发生也有关,如呼吸道的副交感神经反应性增高、呼吸道局部防御功能及免疫功能降低等。

(二)发病机制

在病因的作用下,支气管壁有各种炎性细胞浸润,炎性物质释放,导致黏膜下腺体增生、分泌增加及黏液纤毛运动障碍、气道清除能力减弱,黏膜充血水肿,加重了气道阻塞,易于导致感慢性炎症使白细胞和巨噬细胞蛋白水解酶的释放增加,使肺组织和肺泡壁损害导致多个肺泡融合成肺大疱,形成肺气肿。另外,肺泡壁的毛细血管受压,血液供应减少,也引起肺泡壁单力减弱,易促成肺气肿的发生。

三、护理评估

(一)健康史

(1)应询问慢支、肺气肿患者吸烟史和慢性咳嗽、咳痰病史;评估患者吸烟的时间和量。

(2)询问患者是否存在引起慢支的各种因素,如感染、大气污染、职业性有害气体的长期吸入、过敏等。患者每次发作是否与季节和气候的突变有关。寒冷常为本病发作的重要原因和诱因,冷空气刺激使呼吸道局部小血管痉挛,纤毛运动障碍,呼吸道防御功能降低,有利于病毒、细菌入侵和繁殖。

(二)身体状况

1.慢性支气管炎

慢性支气管炎多缓慢起病,病程较长,因反复急性发作而加重。初期症状轻微,在寒冷季节、吸烟、劳累、感冒后可引起急性发作或症状加重,气候转暖时可自然缓解。主要症状有慢性咳嗽、咳痰,或伴有喘息。具体症状与体征如下。

(1)症状。

咳嗽:一般晨间起床时咳嗽较重,白天较轻,睡眠时有阵咳;急性发作时咳嗽加重。

咳痰:常以清晨排痰较多,由于夜间副交感神经兴奋,支气管分泌物增加,故起床后或体位改变时可刺激排痰;痰为白色黏液或浆液泡沫状,伴有细菌感染时,则变为黏液脓性。

喘息或气急:喘息明显者称为喘息性慢性支气管炎,患者因支气管痉挛而出现喘息,常伴有哮鸣音。

(2)体征。早期可无任何异常体征。急性发作期可在背部或双肺底听到干、湿啰音,咳嗽后可减少或消失。喘息性慢性支气管炎可听到哮鸣音和呼气延长。

2.阻塞性肺气肿

慢支反复发作,不断加重可发展为阻塞性肺气肿。其具体症状与体征如下。

(1)症状:在原有咳嗽、咳痰、喘息等症状的基础上出现逐渐加重的呼吸困难。早期在劳力时出现,后逐渐加重,甚至休息时也感到呼吸困难。这是 COPD 的标志性症状。当慢支急性发作时,通气功能障碍进一步加重,胸闷、气急加剧。

(2)体征:典型体征为桶状胸、呼吸运动减弱、触诊语颤减弱或消失、叩诊呈过清音、听诊两肺呼吸音减弱,呼气延长,并发感染时肺部可有湿啰音,心音遥远。

3.COPD 病程分期

(1)急性加重期:指在疾病过程中,短期内咳嗽咳痰、气短和(或)喘息加重,痰量增多,呈脓性或黏液脓性,可伴发热等症状。

(2)稳定期:指患者咳嗽咳痰、气短等症状稳定或症状较轻。

4.并发症

COPD 可并发慢性呼吸衰竭、自发性气胸、慢性肺源性心脏病等。

(三)心理及社会资料

慢性支气管炎患者早期由于症状和体征不明显,尚不影响生活和工作。慢性阻塞性肺气肿由于病程长,反复发作,患者易出现焦虑、悲观、沮丧、孤独等心理反应,甚至对治疗失去信心。

(四)辅助检查

1.血液检查

一般无异常,继发感染时白细胞、中性粒细胞增多,喘息型 COPD 者嗜酸性粒细胞可增多。

2.胸部 X 线检查

肺气肿的典型 X 线片改变为:胸廓前后径增大,肋间隙增宽,肋骨平行,膈低平;两肺透亮度增加;心脏常呈垂位,心影狭长。

3.肺功能检查

早期常无异常,随着病情发展,可出现阻塞性通气功能障碍。第一秒用力呼气量占用力肺活量百分比减少($FEV_1/FVC<70\%$),残气容积占肺总量百分比增加($RV/TLC>40\%$)。这是诊断肺气肿的重要指标。

四、治疗要点

(一)稳定期治疗

支气管舒张药短期按需使用可暂时缓解症状,长期有规律地使用可减轻症状。常选用 β_2 肾上腺素受体激动剂、抗胆碱能药、氨茶碱及其缓(控)释片。祛痰药可选用盐酸氨溴索,30mg,每日 3 次,或羧甲司坦 0.5g,每日 3 次。此外,采用长期家庭氧疗(LTOT)护理,持续低流量吸氧能改善生活质量。

(二)急性加重期治疗

使用支气管舒张药,吸氧,合理选用抗生素,如给予 β-内酰胺类/β-内酰胺酶抑制剂、第二代头孢菌素、大环内酯类或喹诺酮类等,如出现持续气道阻塞,可使用糖皮质激素。

五、护理诊断及合作性问题

1.气体交换受损

气体交换受损与肺组织弹性降低、通气功能障碍、残气量增加有关。

2.清理呼吸道无效

清理呼吸道无效与分泌物过多、痰液黏稠、咳嗽无效有关。

3.活动无耐力

活动无耐力与慢性阻塞性肺气肿引起的缺氧有关。

4.营养失调:低于机体需要量

低于机体需要量与食欲减退、能量消耗增加有关。

五、护理目标

(1)患者能有效进行呼吸肌功能锻炼,呼吸功能逐渐改善。

(2)患者能进行有效咳嗽、排痰,呼吸道通畅。

(3)患者缺氧有所好转,活动后无明显不良反应。

(4)患者食欲增加,摄入的营养物质能满足机体的需要。

六、护理措施

(一)一般护理

1.休息

保证患者充分睡眠,降低机体耗氧量,促进心肺功能恢复。休息时取半卧位,使膈肌下降,增加肺通气,减轻呼吸困难。

2.饮食

鼓励患者多饮水,根据机体每日的需要量、体温、痰液黏稠度,估计每日水分补充量,使痰液稀释,易于排出。饮食应给予高热量、高蛋白、高维生素的食物,避免产气食物摄入,以防腹胀而影响肺部换气功能。呼吸困难伴有便秘者,应鼓励多食含纤维素高的蔬菜和水果,保持大便通畅。

(二)病情观察

监测呼吸、体温、脉搏变化,如体温超过 39℃ 应给予物理或药物降温。观察患者咳嗽、咳痰情况,呼吸频率、节律、幅度及其变化特点。

(三)用药护理

遵医嘱使用祛痰、镇咳药,应以抗感染、祛痰为主,不宜选用强烈镇咳药,如可卡因,以免抑制咳嗽中枢,加重呼吸道阻塞,导致病情恶化。观察药物的疗效和不良反应。

(四)保持呼吸道通畅

及时清除呼吸道分泌物,包括指导患者有效咳嗽,协助患者翻身、胸部叩击和震荡、湿化和雾化吸入、机械吸痰等。

(五)呼吸功能锻炼

教会患者有效呼吸的技巧,指导患者做深而慢的呼吸,做缩唇呼吸、膈式或腹式呼吸。

1.膈式或腹式呼吸

具体方法如下。

(1)患者采取舒适而松弛的半坐卧位姿势。

(2)指导患者用鼻进行深吸气,吸气,时腹肌松弛,腹部凸出,用口缓慢呼气,呼气时腹肌收缩,腹部下陷。

(3)开始训练时,患者可将两手分别放于前胸和上腹部,以感知胸腹起伏,呼吸时应使胸廓保持最小的活动度,吸气与呼气时间比为 1:2 或 1:3。

(4)每分钟训练 10 遍左右,每日训练 2 次,每次 10~15min,熟练后增加训练次数和时间。

(5)患者熟练掌握上述呼吸运动后,也可以平卧、站立及运动中进行练习。

2.缩唇呼吸

鼓励患者全身放松,由鼻吸气,然后通过缩唇(吹口哨样)缓慢呼气,产生一种“吹”的效果。缩唇呼气可使呼出的气体流速减慢,延缓呼气气流下降,防止小气道因塌陷而过早闭合,改善通气和换气。

(六)氧疗护理

氧疗是纠正 COPD 缺氧的最直接和最有效的方法,应给予低流量(1~2L/min)低浓度(25%~29%)持续吸氧,使 PaO_2 达到 60mmHg 以上,$PaCO_2$ 呈逐渐下降趋势。每天氧疗时间达到或超过 15h。

(七)心理护理

应聆听患者的叙述,做好患者与家属的沟通,减轻其心理压力。

(八)健康指导

(1)戒烟:吸烟是 COPD 的主要病因,有资料表明戒烟能有效地延缓病情的进展,应教育患者及家属认识到戒烟的重要性。

(2)指导患者适当休息,加强营养,注意保暖,避免受凉,预防感冒。

(3)教育患者认识积极预防感染的重要性,鼓励患者坚持锻炼,以加强耐寒能力和提高机体抵抗力。

(4)避免刺激呼吸道,消除及避免烟雾、粉尘和刺激性气体等诱发因素对呼吸道的影响。

（5）对于长期接受家庭氧疗的患者，须向患者说明长期家庭氧疗的必要性，取得患者的积极配合，同时指导患者，长期家庭氧疗每天吸氧的时间必须超过 15h，否则疗效将会受到影响。此外，长时间高浓度（超过 50％）吸氧还会引起氧中毒，应避免长时间吸入高浓度氧。

七、护理评价

（1）呼吸困难是否改善，咳嗽有无减轻，痰液是否顺利排出。

（2）活动耐力有无增强，饮食营养是否足够。

第四节　支气管哮喘

支气管哮喘（bronchial asthma）简称哮喘，是一种慢性气道炎症性疾病。气道炎症由多种炎症细胞（如嗜酸性粒细胞、肥大细胞、T 细胞、中性粒细胞等）、气道结构细胞（如平滑肌细胞、气道上皮细胞等）和细胞因子参与。这种炎症常伴随引起气道反应性增高和出现广泛多变的可逆性气流受限，并引起反复发作性的喘息、气急、胸闷和（或）咳嗽等症状，常在夜间和（或）清晨发作、加剧，大多数患者可经药物治疗得到缓解。支气管哮喘如诊治不及时，随病程的延长可产生气道不可逆性狭窄和气道重塑。全球各地哮喘患病率不同，且在世界范围内仍呈增加趋势，1995 年 WHO 成立《全球哮喘防治倡议》（GINA）。全球约有 3.0 亿患者，各国哮喘患病率 1％～30％，我国为 0.5％～5％，且逐年上升。本病累及所有人群，约半数患者 12 岁以前起病，老年人也易患本病，成人男女患病率大致相同，发达国家高于发展中国家，城市高于农村，约 40％的患者有家族史。

一、病因与发病机制

哮喘发病机制十分复杂，许多因素参与其中，主要包括宿主因素（遗传因素）和环境因素两个方面。

1.病因

（1）遗传因素：哮喘具有遗传倾向。哮喘患者亲属患病率高于群体患病率，且亲缘关系越近，患病率越高；患者病情越严重，其亲属患病率也越高。

（2）环境因素：是哮喘患者最主要的激发因素。包括：①特异性和非特异性吸入物，如尘螨、花粉真菌、动物毛屑、二氧化硫、氨气等；②感染，如细菌、病毒、原虫、寄生虫等；③食物，如鱼、虾、蟹、蛋类、牛奶等；④药物，如普萘洛尔、阿司匹林等；⑤其他，气候变化、运动、妊娠、胃食管反流等。

2.发病机制

哮喘的本质是气道慢性炎症，其发病机制不完全清楚，有多个学说，如过敏反应、气道炎症和神经－受体失衡学说等。心理因素也可能是哮喘发作的一个诱因。

二、临床表现

1.症状

典型的哮喘表现为发作性伴有哮鸣音的呼气性呼吸困难或发作性胸闷和咳嗽。严重者可呈坐位或端坐呼吸,干咳或咳大量白色泡沫痰,甚至出现发绀等,但有时仅以咳嗽为唯一症状（咳嗽变异性哮喘）。哮喘症状可在数分钟内发作,持续数小时至数天,应用支气管舒张药后缓解或自行缓解,"日轻夜重"即在夜间及凌晨发作和加重,常是哮喘的特征之一。有些青少年,可在运动时出现胸闷、咳嗽和呼吸困难（运动性哮喘）。

2.体征

发作时胸部呈过度充气状态,双肺可闻及广泛的哮鸣音、呼气音延长、呼吸音减弱,叩诊过清音等,呼吸辅助肌和胸锁乳突肌收缩增强。但在轻度哮喘或非常严重哮喘发作时,哮鸣音可不出现。严重者常出现心率增快、奇脉、胸腹反常运动和发绀。非发作期体检可无异常。

3.并发症

发作时可并发气胸、纵隔气肿、肺不张,长期反复发作和感染可并发慢性支气管炎、肺气肿、支气管扩张症、间质性肺炎、肺纤维化和肺源性心脏病。

三、实验室及其他检查

1.痰液和呼出气检查

痰涂片可见较多嗜酸性粒细胞。呼出气成分（如 NO）可作为哮喘时气道炎症的无创性标志物。痰液和呼出气的检查有助于选择最佳哮喘治疗方案。

2.呼吸功能检查

(1)通气功能:发作时呈阻塞性通气功能障碍,表现为哮喘发作时,有关呼气流速的全部指标均显著下降。

(2)支气管激发试验:用以测定气道反应性,常用吸入激发剂为醋甲胆碱、组胺。激发试验只适用于第一秒用力呼气量(FEV_1)在正常预计值的 70% 以上的患者。在设定的激发剂量范围内,如 FEV_1 下降 ≥20%,可诊断为激发试验阳性。

(3)支气管舒张试验:用以判断气流受限的严重程度及其可逆性和变异性,为确诊哮喘和评估哮喘控制程度提供依据。常用吸入型支气管舒张药有沙丁胺醇、特布他林等。舒张试验阳性:① FEV_1 较用药前增加 ≥12%,且其绝对值增加 ≥200mL;② PEF 较治疗前增加 60L/min 或 ≥20%。

(4)呼气流速峰值（PEF）及其变异率测定:PEF 可反映气道通气功能的变化。哮喘发作时 PEF 下降。若昼夜或 24h 内 PEF 变异率 ≥20%,则符合气道气流受限可逆性改变的特点。

3.血气分析

严重发作时可有 PaO_2 降低,由于过度通气可使 $PaCO_2$ 下降,pH 值上升,表现为呼吸性碱中毒。如重症哮喘,可出现缺氧及 CO_2 潴留,$PaCO_2$ 上升,表现为呼吸性酸中毒;如缺氧明显,可合并代谢性酸中毒。

4.胸部 X 线检查

哮喘发作早期可见两肺透亮度增加,呈过度充气状态,如并发感染,可见肺纹理增加及炎性浸润阴影。

5.特异性过敏原的检测

哮喘患者大多数对众多的过敏原和刺激物敏感,通过过敏原检测结合病史有助于了解导致个体哮喘发生和加重的危险因素,也可帮助筛选适合特异性免疫治疗方法的患者。

四、诊断要点

(1)反复发作喘息、气急、胸闷、咳嗽等,多与接触过敏原、冷空气、物理、化学性刺激及上呼吸道感染、运动等有关。

(2)双肺可闻及散在或弥散性以呼气相为主的哮鸣音。

(3)上述症状和体征可经治疗缓解或自行缓解。

(4)除外其他疾病所引起的喘息、气急、胸闷和咳嗽。

(5)临床表现不典型者(如无明显喘息或体征),可根据条件做以下检查,如任一结果阳性,可辅助诊断为支气管哮喘。①简易峰流速仪测定最大呼气流量(日内变异率≥20%);②支气管舒张试验阳性(FEV_1增加≥12%,且 FEV_1 增加绝对值≥200mL)。符合 1~4 条或 4、5 条者,可以诊断为支气管哮喘。

五、分期及控制水平分级

支气管哮喘可分为急性发作期、非急性发作期(慢性持续期)和临床缓解期。

1.急性发作期

气促、咳嗽、胸闷等症状突然发生或原有症状急剧加重,常有呼吸困难,以呼气流量降低为其特征,常因接触过敏原刺激物或呼吸道感染而诱发。急性发作严重程度分为轻度、中度、重度和危重 4 级。

2.慢性持续期

慢性持续期是指患者每周均不同频率和(或)不同程度地出现症状(喘息、气急、胸闷、咳嗽等)。

3.哮喘控制水平分级

新版 GINA 主张根据患者既往 4 周中的症状和肺功能测定指标将哮喘控制水平分为控制、部分控制和未控制三级。

4.缓解期

缓解期是指经过治疗或未经治疗,症状、体征消失,肺功能恢复到急性发作前水平,并维持 3 个月以上。

六、治疗原则

目前尚无特效的治疗方法,经长期规范化治疗可使哮喘症状得到控制,减少复发乃至不发作。

(一)脱离过敏原

如患者能找到引起哮喘发作的过敏原或其他非特异性刺激因素,应立即脱离过敏原,这是防治哮喘最有效的方法。

(二)药物治疗治疗

哮喘药物主要分为两类:控制药物和缓解药物。控制药物(抗感染药)主要通过抗感染作用使哮喘维持临床控制,是需要长期每天使用的药物,其中包括糖皮质激素(可吸入、口服、静脉用药)、白三烯调节剂、色甘酸钠、酮替芬、抗 IgE 抗体等。缓解药物(支气管舒张药)是通过迅速解除支气管痉挛从而缓解哮喘症状,是按需使用的药物,其中包括速效吸入 β_2 受体激动剂、吸入性抗胆碱能药物、短效茶碱及短效口服 β_2 受体激动剂等。

1.糖皮质激素

糖皮质激素是当前控制气道炎症最有效的药物,分为吸入、口服和静脉用药,首选吸入性糖皮质激素(ICS)。①吸入给药:吸入激素的局部抗感染作用强,所需剂量较小,全身不良反应少,是长期抗感染治疗哮喘的最常用方法。吸入激素是长期治疗哮喘的首选药物。吸入激素可与长效 β_2 受体激动剂、控释茶碱或白三烯受体拮抗剂联合使用,减少激素的使用量。②口服给药:适用于吸入激素联合治疗无效或需要短期加强治疗的患者。③静脉用药:严重急性哮喘发作时,应经静脉及时给予琥珀酸氢化可的松($100\sim400$mg/d)或甲泼尼龙($80\sim160$mg/d)。哮喘症状控制后改为口服和吸入剂维持治疗。

2.β_2 受体激动剂

β_2 受体激动剂是控制哮喘急性发作的首选药物,首选速效吸入 β_2 受体激动剂。主要通过作用于呼吸道的 β_2 受体,松弛支气管平滑肌。分为吸入、口服和静脉用药,吸入是首选方法。①短效 β_2 受体激动剂(作用维持 $4\sim6$h):沙丁胺醇(舒喘宁)、特布他林(博利康尼、喘康速)和非诺特罗;②长效 β_2 受体激动剂(维持 $10\sim12$h):福莫特罗(奥克斯都保)、沙美特罗(施立稳)及丙卡特罗(美喘清);与吸入型糖皮质激素联用是目前最常用的哮喘控制性药物;③缓释型及控释型 β_2 受体激动剂:疗效维持时间较长,用于防治反复发作性哮喘;④注射用药:用于严重哮喘。

3.茶碱类

茶碱类具有舒张支气管平滑肌作用,并具有强心、利尿、扩张冠状动脉、兴奋呼吸中枢和呼吸肌等作用,是目前治疗哮喘的有效药物,与糖皮质激素合用具有协同作用。

(1)口服给药:包括氨茶碱和控(缓)释型茶碱,用于轻至中度哮喘发作和维持治疗。氨茶碱 $0.1\sim0.2$g,每日 3 次;多索茶碱 $0.1\sim0.2$g,每日 2 次;茶碱缓释片 $0.2\sim0.4$g,每日 2 次。口服控(缓)释型茶碱尤其适用于夜间哮喘症状的控制。

(2)静脉给药:主要应用于重、危症哮喘,氨茶碱加入葡萄糖溶液中,缓慢静脉注射[注射速度$\leqslant0.25$mg/(kg·min)]或静脉滴注,适用于哮喘急性发作且近 24h 内未用过茶碱类药物的患者,首次剂量为 $4\sim6$mg/kg,维持剂量为 $0.5\sim0.8$g/kg,多索茶碱 0.3g,每日 1 次。注射量一般不超过 1.0g/d。

4.抗胆碱药

抗胆碱药为胆碱能受体(M 受体)拮抗剂,有舒张支气管及减少痰液分泌的作用,与 β_2 受体激动剂联合吸入有协同作用,尤其适用于夜间哮喘及多痰的患者。短效:经定量雾化吸入器(MDI)吸入溴化异丙托溴胺气雾剂,常用剂量为 $20\sim60\mu$g,$3\sim4$ 次/d;经雾化泵吸入溴化异丙托溴铵溶液的常用剂量为 $0.25\sim0.5$mg,$3\sim4$ 次/d。长效:塞托溴铵干粉剂每次 18μg,每天一次。本品对有吸烟史的老年哮喘患者较为适宜,但妊娠早期妇女、青光眼或前列腺肥大者应慎用。

5.LT(白三烯)调节剂

LT(白三烯)调节剂是目前除吸入型糖皮质激素外唯一可单独应用的哮喘控制性药物。通过调节 LT 的生物活性而发挥抗感染作用,具有舒张支气管平滑肌的作用。孟鲁斯特片 10mg,每日 1 次。

6.其他

酮替芬和新一代组胺 H_1 受体拮抗剂等在轻症哮喘和季节性哮喘有一定效果,可与 β_2 受体激动剂联合用药。

(三)急性发作期治疗

急性发作的治疗目的是尽快缓解气道阻塞,纠正低氧血症,恢复肺功能,预防进一步恶化或再次发作,防止并发症。一般根据病情的分度进行综合性治疗,治疗原则:去除诱因,解痉平喘,纠正缺氧,适时、足量全身使用糖皮质激素。

1.轻度

经 MDI 吸入短效 β_2 受体激动剂,第 1 个小时每 20min 吸入 1~2 喷,随后轻度急性发作可调整为 3~4h 吸入 1~2 喷。效果不佳时可加服 β_2 受体激动剂控释片、小量茶碱控释片(每日 200mg)或抗胆碱药如异丙托溴铵气雾剂吸入。

2.中度

每天吸入短效 β_2 受体激动剂,第 1 个小时可持续雾化吸入,联合雾化吸入短效抗胆碱药、激素混悬液。

3.重度至危重度

持续雾化吸入短效 β_2 受体激动剂,或合用雾化吸入短效抗胆碱药,激素混悬液及静脉点滴氨茶碱吸氧,静脉滴入糖皮质激素。

(四)哮喘的长期治疗

哮喘经过急性期治疗症状得到控制,但哮喘的慢性炎症改变仍然存在,需要根据哮喘的病情程度制订合适的长期治疗方案,治疗方案分 5 级。对以往未经规范治疗的初诊哮喘患者可选择第 2 级治疗方案,哮喘患者症状明显,应直接选择第 3 级治疗方案。从第 2 级到第 5 级的治疗方案中都有不同的哮喘控制药物可供选择,而在每一级中都应按需使用缓解药物,以迅速缓解哮喘症状。如果使用该分级治疗方案不能够使哮喘得到控制,治疗方案应该升级直至达到哮喘控制为止。当哮喘控制并维持至少 3 个月后,治疗方案可考虑降级。

(五)免疫疗法

免疫疗法分为特异性和非特异性两种,前者称脱敏疗法(又称减敏疗法),采用特异性过敏原(如螨、花粉、猫毛等)行定期反复皮下注射,剂量由低到高,以产生免疫耐受性,使患者脱敏。非特异性免疫疗法,如注射卡介苗、转移因子、疫苗等生物制品抑制过敏原反应的过程。

(六)哮喘管理

哮喘管理目标是达到并维持症状的控制;维持正常活动,包括运动能力;维持肺功能水平尽量接近正常;预防哮喘急性加重;避免因哮喘药物治疗导致的不良反应;预防哮喘导致的死亡。哮喘患者自我健康管理需引起重视,通常包括 5 个部分:患者健康教育;通过联合评价症状和肺功能指标,监测哮喘的病情;确认并避免接触危险因素;规律随访,制订长期管理计划;建立预防急性发作的预案。

七、护理诊断/问题

1.气体交换受损

气体交换受损与支气管痉挛、气道阻力增加有关。

2.清理呼吸道无效

清理呼吸道无效与无效咳嗽、痰液增加和黏稠有关。

3.知识缺乏

缺乏正确使用解痉气雾剂的知识。

八、护理措施

(一)一般护理

1.休息与活动

注意身体和心理的休息,降低氧耗。尤其在哮喘发作时,应协助患者取半卧位或坐位,并给予床旁小桌伏案休息以减轻体力消耗。

2.饮食护理

20%的成年患者和50%的患儿可因不适当饮食而诱发或加重哮喘,应提供清淡、易消化、足够热量的饮食,避免进食硬、冷、油煎食物。若能找出与哮喘发作有关的食物,如鱼、虾、蟹、蛋类、牛奶等,应避免食用。某些食物添加剂如酒石黄和亚硝酸盐可诱发哮喘发作,应当引起注意。有烟酒嗜好者应戒酒、戒烟。哮喘发作的患者,应注意补充液体,有利于痰液的稀释和补充水分,应鼓励患者每日饮水 2500～3000mL。

3.环境

避免接触环境中的过敏原,患者对气体的温度和气味很敏感,应保持室内空气流通、新鲜,温度、湿度适宜,不宜摆放花草及使用羽毛枕头,避免尘埃飞扬。

4.氧疗护理

重症哮喘患者常伴有不同程度的低氧血症,应遵医嘱给予 1～3L/min 吸氧,吸氧时应注意呼吸道湿化、保暖和通畅,避免干燥和冷空气刺激而导致气道痉挛。如哮喘严重发作,经一般药物治疗无效,或患者神志改变,$PaO_2 < 60mmHg$,$PaCO_2 > 50mmHg$ 时,应准备进行机械通气,维持呼吸功能。

5.口腔与皮肤护理

保持皮肤的清洁、干燥和舒适。患者哮喘发作时,常会大量出汗,应每天以温水擦浴,勤换衣服和床单,协助并鼓励患者咳嗽后用温水漱口,保持口腔清洁。

(二)病情观察

(1)注意观察哮喘发作的前驱症状,如鼻咽痒、喷嚏、流涕、眼痒等黏膜过敏症状。观察患者的咳嗽情况、痰液性状、颜色和量。哮喘发作时,应注意观察患者意识状态,呼吸频率、节律、深度及辅助呼吸肌是否参与呼吸运动等。加强对急性期患者的监护,哮喘在夜间和凌晨易发作,应严密监测病情变化。

(2)监测呼吸音、哮鸣音、血气分析和肺功能情况。

(3)注意观察有无用药后不良反应,如咽部不适、声音嘶哑、恶心、呕吐、心悸等。

(三)症状、体征的护理

1.呼吸困难的护理

密切注意病情变化;指导患者脱离过敏原;正确使用缓解和控制哮喘发作的药物;避免紧张,学会放松;根据血气分析结果选择合适的氧疗器具、氧疗方式和氧疗浓度,保证氧疗有效供给。

2.咳嗽、咳痰的护理

教会患者掌握深呼吸和有效咳嗽、咳痰的技巧,协助患者拍背。遵医嘱给予痰液稀释剂或雾化治疗,以促进痰液排出。必要时经鼻腔或口腔吸痰,出现呼吸困难、严重发绀、神志不清时,做好气管插管或气管切开的准备,建立人工气道以清除痰液。

(四)用药护理

1.指导患者正确用药、观察药物不良反应

(1)糖皮质激素:激素吸入的主要不良反应为长期使用可引起声音嘶哑、咽部不适和口腔念珠菌感染,指导患者喷药后立即用清水漱口;口服激素宜在饭后服用,以减少对胃肠道的刺激;气雾吸入糖皮质激素可减少其口服量,当用吸入剂替代口服剂时,通常需同时使用2周后再逐步减少口服量。长期或大剂量使用糖皮质激素可加重骨质疏松、高血压、糖尿病和下丘脑—垂体—肾上腺轴的抑制等不良反应;指导患者应按医嘱进行阶梯式逐渐减量,不得自行减量或停药。

(2)β_2 受体激动剂:①指导患者按医嘱用药,间歇使用,不宜长期、单一使用,也不宜过量应用,因为长期应用可引起 β_2 受体功能下降和气道反应性增高,出现耐药性;②指导患者正确使用雾化吸入器,以保证药物的疗效;③注意观察药物的不良反应如骨骼肌震颤、低血钾、心律失常等不良反应。

(3)茶碱类:茶碱安全有效的血药浓度范围为 $6\sim15mg/L$,静脉注射时浓度不宜过高,速度不宜过快,注射时间宜在 $10min$ 以上,氨茶碱用量过大或静脉注射(滴注)速度过快可引起胃肠道症状、心血管症状及多尿,严重者可引起室性心动过速、癫痫样症状、昏迷甚至心搏骤停等。在有条件的情况下应监测其血药浓度,及时观察药物毒性作用。西咪替丁(甲氰咪胍)或喹诺酮类、大环内酯类等药物可使茶碱类药物代谢速度减慢。发热、妊娠、小儿或老年,患有肝脏疾患、充血性心力衰竭及甲状腺功能亢进者应慎用。由于茶碱缓释片(舒弗美)或氨茶碱控释片内有控释材料,必须整片吞服。

(4)其他:抗胆碱药吸入后,少数患者有口苦或口干感。酮替芬有镇静、头晕、口干、嗜睡等不良反应。白三烯调节剂主要是胃肠道症状,少数有皮疹、血管性水肿、转氨酶水平升高,停药后可恢复正常。

2.指导患者正确使用吸入器

(1)定量雾化吸入器(MDI)。①介绍雾化吸入器具。根据患者文化层次、学习能力,提供雾化吸入器的学习资料。②演示 MDI 使用方法。打开盖子,摇匀药液,深呼气至不能再呼时张口,将 MDI 喷嘴置于口中,双唇包住咬口,以慢而深的方式经口吸气,同时以手指按压喷药,至吸气末屏气 $10s$,使较小的雾粒沉降在气道远端,然后缓慢呼气,休息 $3min$ 后可再重复使用1次。特殊 MDI 的使用:对不易掌握 MDI 吸入方法的儿童或重症患者,可在 MDI 上加储药罐,可以简化操作,增加吸入到下呼吸道和肺部的药物量,减少雾滴在口咽部沉积引起的刺激,增加雾化吸入疗效。③医护人员演示后,指导患者反复练习,直至患者完全掌握。

(2)干粉吸入器的使用方法。

都保装置的使用方法:①旋转并拔出瓶盖,确保红色旋柄在下方;②使都保直立,握住底部红色部分和都保中间部分,向某一方向旋转到底,再向相反方向旋转到底,听到“咔”的声响后即完成一次装药;③先呼气(勿对吸嘴呼气),再将吸嘴含于口中,双唇包住吸嘴用力深长吸气,然后将吸嘴从嘴部移开,继续屏气5秒后恢复正常呼吸。

准纳器的使用方法:①一手握住准纳器外壳,另一手拇指向外推动准纳器的滑动杆直至发出"咔嗒"声,表明准纳器已做好吸药的准备;②握住准纳器但远离口含嘴,在保证平稳呼吸的前提下,尽量呼气;③将口含嘴放入口中,深深地平稳吸气,将药物放入口中,屏气约10秒;④拿出准纳器,缓慢恢复呼气,关闭准纳器(听到"咔嗒"声表示关闭)。

(五)心理护理

哮喘新近发生和重症发作的患者,通常会出现紧张、甚至惊恐不安的情绪,应多巡视患者,耐心解释病情和治疗措施,给予心理疏导和安慰,消除过度紧张情绪,对减轻哮喘发作的症状和控制病情有重要意义。

(六)健康指导

1.疾病知识指导

患者及其家人增加对哮喘的概念、诱因,控制哮喘发作及治疗知识的认识,了解药物的主要不良反应及预防措施。患者应与医生共同制订有效、可行的个人治疗计划,使患者了解到哮喘虽不能彻底治愈,但只要坚持充分的正规治疗,哮喘是可以控制的,即患者可达到没有或仅有轻度症状,能进行日常工作和学习。另外,还要指导患者及家属积极配合哮喘的管理,尤其是积极参加各种形式的健康教育,重视并执行相关内容。

2.避免诱发因素

针对个体情况,学会有效的环境控制,如减少与空气中过敏原的接触,避免冷空气刺激、戒烟,避免被动吸烟,预防呼吸道感染,避免摄入可引起过敏的食物,避免精神刺激和剧烈运动,避免养宠物。缓解期加强体育锻炼、耐寒锻炼及耐力锻炼,增强体质。

3.自我监测病情

患者识别哮喘发作的先兆表现和病情加重的征象,学会使用峰速仪来监测自我 PEFR 值(最大呼气峰流速),做好哮喘日记,为疾病预防和治疗提供参考资料。峰流速仪的使用方法:取站立位,尽可能深吸一口气,然后用唇齿部分包住口含器后,以最快的速度,用1次最有力的呼气吹动游标滑动,游标最终停止的刻度,就是此次峰流速值。峰流速测定是发现早期哮喘发作最简便易行的方法,在没有出现症状之前,PEFR 下降,提示将发生哮喘的急性发作。如果 PEFR 经常有规律地保持在 $80\%\sim100\%$,为安全区,说明哮喘控制理想;PEFR $50\%\sim80\%$ 为警告区,说明哮喘加重,需及时调整治疗方案;PEFR$<50\%$ 为危险区,说明哮喘严重,需要立即到医院就诊。

(七)随访

每 $1\sim3$ 个月随访 1 次,急性发作后每 $2\sim4$ 周随访 1 次,随访要检查居家 PEFR 和症状记录,吸入技术的掌握,危险因素及哮喘控制,即使哮喘达到控制,也应要求患者定期随访。记录哮喘日记包括每日症状、每日 2 次 PEFR 值和每 4 周 1 次的哮喘控制测试(ACT),监测维持哮喘控制水平,调整治疗方案、减少治疗药物需求量。

第五节　肺血栓栓塞症

肺血栓栓塞症(pulmonary thrombo embolism,PTE)是指来自静脉系统或右心的血栓阻塞肺动脉或其分支所致的疾病,以肺循环和呼吸功能障碍为其主要临床和病理生理特征。肺栓塞(pulmonary embolism,PE)是以各种栓子阻塞肺动脉系统为其发病原因的一组疾病或临床综合征的总称,包括PTE、脂肪栓塞综合征、羊水栓塞、空气栓塞等。PTE为PE最常见的一种类型,占PE中绝大多数,通常所称PE即指PTE。肺动脉发生栓塞后,若其支配区的肺组织因血流受阻或中断而发生坏死,称为肺梗死(pulmonary infarction,PI)。引起PTE的血栓主要来源于深静脉血栓形成(deep venous thrombosis,DVT)。PTE常为DVT的并发症。PTE与DVT共属于静脉血栓栓塞症,是一种疾病过程在不同部位、不同阶段的表现,两者合称为静脉血栓栓塞症(venous thrombo embolism,VTE)。由于VTE发病过程和临床表现较为隐匿和复杂,确诊需特殊技术,易导致漏诊和误诊现象,而早期诊断直接影响预后,所以应当给予充分关注。

一、病因与发病机制

PTE的血栓来源于上、下腔静脉径路或右心腔,其中$50\%\sim90\%$的来源于下肢深静脉。近年来,由于颈内和锁骨下静脉留置导管和静脉内化疗的增加,使来源于上腔静脉径路的血栓较以前增多。

1.危险因素

任何可以导致静脉血液淤滞、静脉系统内皮损伤和血液高凝状态的因素,都可使DVT和PTE发生的危险性增高,一般可分为原发性和继发性因素两大类。原发性危险因素由遗传变异引起;继发性危险因素是指后天获得的易发生DVT和PTE病理和生理改变的因素,如骨折、创伤、手术、恶性肿瘤、脑卒中、急性心肌梗死、中心静脉导管、慢性静脉疾病、易栓症、血液黏稠度高、血小板异常、吸烟、妊娠和产褥期、肥胖、高龄、长途旅行、口服避孕药等。上述危险因素可以独立存在,也可同时存在,协同作用。年龄可作为独立的危险因素,随着年龄的增长,DVT和PTE的发病率逐渐增高。

2.发病机制

外周静脉血栓形成后,一旦血栓脱落,即可随静脉血流移行至肺动脉内,形成PTE。急性肺栓塞发生后,血栓机械性堵塞肺动脉及由此引发的神经、体液因素的作用,可导致呼吸和循环功能的改变。栓子的大小和数量、多个栓子的递次栓塞间隔时间、是否同时存在其他心肺疾病、个体反应的差异及血栓溶解的快慢,对发病过程和预后有重要影响。

二、临床表现

1.症状

PTE症状的多种多样,严重程度有很大差别,但缺乏特异性。常见的症状包括以下内容。

(1)不明原因的呼吸困难和气促:是最常见的症状,多于栓塞后即刻出现,尤在活动后明显。

（2）胸痛：包括胸膜炎性胸痛或心绞痛样胸痛。胸膜炎性胸痛较为常见，呼吸运动可加重胸痛；心绞痛样胸痛由冠状动脉血流减少、低氧血症和心肌耗氧量增加所致，不受呼吸运动影响。

（3）昏厥：可为 PTE 的唯一或首发症状，表现为突然发作的一过性意识丧失。

（4）烦躁不安、惊恐甚至濒死感：由严重的呼吸困难和（或）剧烈胸痛引起，为 PTE 的常见症状。

（5）咯血：常见为小量咯血，大咯血少见。当呼吸困难、胸痛和咯血同时出现时，称为"肺梗死三联征"。

（6）咳嗽、心悸、腹痛等。

2.体征

可出现低热、呼吸和循环系统等体征。

3.DVT 形成的症状与体征

在考虑 PTE 诊断时，必须注意是否存在下肢 DVT，其主要表现为患肢肿胀、周径增粗、疼痛或压痛、皮肤色素沉着，行走后患肢易疲劳或肿胀加重。但约半数以上的下肢 DVT 患者无自觉症状和明显体征。可测量双下肢的周径来评价其差别。

4.临床分型

（1）急性肺血栓栓塞症：①大面积 PTE，以休克和低血压为主要表现，须除外新发生的心律失常、低血容量或感染中毒所致的血压下降；②次大面积 PTE，血压正常，但出现右心室功能不全或超声心动图表现有右心室运动功能减弱；③非大面积 PTE，未出现休克和低血压的 PTE。

（2）慢性肺血栓栓塞性肺动脉高压：以慢性、进行性发展的肺动脉高压的相关临床表现为主，后期出现右心衰竭的体征；影像学证实肺动脉阻塞。

三、实验室及其他检查

1.疑诊 PTE 的检查

如患者存在前述危险因素，出现上述临床症状、体征，应进行血浆 D－二聚体，若含量＜$500\mu g/L$ 基本可以排除急性 PTE。动脉血气分析表现为低氧血症、低碳酸血症。心电图、X 线胸片、超声心动图、下肢血管超声等检查也有改变。

2.确诊 PTE 的检查

对于上述检查提示 PTE 者，应进行确诊检查，如螺旋 CT、肺血管造影、肺通气/灌注扫描、磁共振成像（MRI）检查，其中一项检查阳性即可确诊。

3.寻找 PTE 成因和危险因素的检查

只要疑诊 PTE，无论其是否有 DVT 的症状，均应进行体检，以帮助明确是否存在 DVT 及栓子的来源；对于 40 岁以下的患者或年龄小于 50 岁的复发性 PTE 或有突出 VTE 家族史患者，应同时注意易栓症的可能性；不明原因的 PTE 患者，应进行隐源性肿瘤筛查。

四、诊断要点

存在 DVT 危险因素，出现突发、原因不明的呼吸困难和呼吸急促、胸痛和心动过速，即可按照疑诊、确诊完成诊断，同时应寻找 PTE 的成因和危险因素，明确有无 DVT 并寻找发生

DVT 和 PTE 的诱发因素。

五、治疗原则

1.一般处理与呼吸循环支持治疗

急症需给予严密监护,采用吸氧,维持血压、液体平衡;同时应卧床休息,避免用力,以免血栓脱落;给予对症治疗。

2.溶栓治疗

溶栓治疗适用于急性高危 PTE(出现休克与低血压者)且没有溶栓绝对禁忌证的患者,建议经外周静脉给药。常用的 3 种溶栓方案:①尿激酶 20000U/kg 持续静脉滴注 2h;②组织型纤溶酶原激活剂(rt-PA)50mg 持续静脉滴注 2h;③链激酶 150 万 U 持续静脉滴注 2h。对于中－高危 PTE(同时合并右室功能不全和心肌损伤),且没有溶栓禁忌证,应先进行抗凝治疗,如病情恶化可考虑溶栓。

3.抗凝治疗

抗凝治疗是 PTE 的基本治疗方法,能够预防血栓再形成和复发,为机体发挥自身的纤溶机制溶解血栓创造条件。常用药物为普通肝素、低分子肝素、磺达肝癸钠、华法林、新型抗凝药,抗凝治疗时间因人而异。临床疑诊 PTE 时,可开始进行有效的抗凝治疗。对于溶栓治疗的患者,溶栓结束后每 4～6h 测定 APT,当 APT 降至正常值 2 倍以下时,开始抗凝治疗。活动性出血、凝血功能障碍、未予控制的严重高血压等为抗凝的禁忌证,对于确诊的 PTE,大部分禁忌证属于相对禁忌证。

4.其他疗法

肺动脉血栓摘除术;肺动脉导管碎解和抽吸血栓;放置腔静脉滤器等。

六、护理诊断/问题

1.气体交换受损

气体交换受损与肺血管阻塞所致通气/血流比例失调有关。

2.恐惧

恐惧与突发的严重呼吸困难、胸痛有关。

3.潜在并发症

重要脏器缺氧性损伤、出血、再栓塞。

七、护理措施

(一)一般护理

1.休息与活动指导

患者绝对卧床休息,协助患者翻身、饮水、进食及排尿便等基本生活需要;指导患者采用深慢呼吸和采用放松等方法减轻恐惧心理,保证患者生理和心理休息,以降低患者耗氧量。高度疑诊或确诊 PTE 患者注意不要过度屈曲下肢。由于患者有呼吸困难的表现,可予床头抬高30°,使患者膈肌下降,增加通气。

2.饮食护理

进食易消化饮食,避免便秘。服用华法林药物需要避免使用富含维生素 K 的饮食。如并发右心功能不全,应注意限制钠水的摄入,并注意保持 24h 液体出入量的平衡。

3.氧疗

有低氧血症的患者,可经鼻导管或面罩吸氧以保持氧气供需平衡。

(二)病情观察

1.症状、体征变化

对高度疑诊或确诊 PTE 患者,可收入重症监护病房进行严密监测,包括:①意识状态。监测患者有无烦躁不安、嗜睡、意识模糊定向力障碍等脑缺氧的表现。②呼吸状态。严密监测患者的呼吸频率、节律及动脉血氧饱和度(SaO_2)等,当患者出现呼吸浅促,心率增快,SaO_2 下降及动脉血氧分压(PaO_2)下降等表现,提示患者呼吸功能受损,机体缺氧。③循环状态。由于肺动脉栓塞,可以导致肺动脉高压、右心功能障碍和左心功能障碍等循环功能的改变,因此需密切观察患者心率、心律、血压变化,以便及时应用正性肌力药物和血管活性药物。

2.辅助检查

持续、动态的心电监测、动脉血气分析和凝血相关指标,有利于肺栓塞的诊断,以及溶栓治疗效果的观察。

3.不良反应

密切观察正性肌力药物、血管活性药物的药效、不良反应。溶栓和抗凝治疗者应注意观察患者是否有出血。

(三)症状、体征的护理

1.呼吸困难的护理

指导患者身体和心理合理休息;遵医嘱进行合理氧疗;配合有效的溶栓治疗;合并右心功能不全者注意控制出入液量。

2.疼痛的护理

胸痛严重者可以适当使用镇痛药物,但如果存在循环障碍,应避免使用具有血管扩张作用的阿片类制剂,如吗啡等。

(四)用药护理

按医嘱及时、正确给予溶栓及抗凝治疗,监测疗效及其不良反应。

1.溶栓制剂

溶栓治疗的主要并发症是出血,最常见的出血部位为血管穿刺处,严重的出血包括腹膜后出血和颅内出血,一旦发生,预后差,近半数死亡。因此应做到:①用药前应充分评估出血的危险性,必要时应进行交叉配血,做好输血准备,备好急救药品和器材。溶栓前留置外周静脉套管针,以方便溶栓中取血监测,避免反复穿刺血管。静脉穿刺部位压迫止血应加大力量并延长按压时间。②在溶栓治疗过程中和治疗结束后都要严密观察患者的意识状态、血氧饱和度的变化,血压过高或偏低都应及时报告医生给予适当处理。③观察皮肤及黏膜、尿液等是否有出血征象;血管穿刺的部位是否有血肿形成;患者有无头痛、腹部或背部的疼痛等。④溶栓结束后,应每2～4h测定1次 PT 或 APT,当其水平降至正常值的2倍(≤60s)时,应开始肝素抗凝治疗。

2.肝素或低分子肝素

肝素的不良反应主要包括:①出血。为抗凝治疗的最重要的并发症,可表现为皮肤紫斑、咯血、血尿或穿刺部位、胃肠道、阴道出血等,故用药前应评估出血的危险性;抗凝过程中 APT 宜维持在正常值的 1.5~2.5 倍。②肝素诱导的血小板减少症(heparin-induced thrombocytopenia,HIT)。治疗第 1 周应每 1~2d、第 2 周起每 3~4d 监测血小板计数,若出现血小板下降达 50% 以上,并除外其他因素引起的血小板减少,应停用肝素。低分子肝素与普通肝素的抗凝作用相仿,但低分子肝素引起出血和 HIT 的发生率低,只需根据体重给药,无须监测 APT 和调整剂量。

3.华法林

华法林的疗效主要通过监测 INR,INR 未达到治疗水平时每天监测,达到治疗水平时每周监测 2~3 次,共监测 2 周,以后延长至每周监测 1 次或更长。华法林的主要不良反应是出血,发生出血时可用维生素 K 拮抗。在用华法林治疗的前几周还可能引起血管性紫癜,导致皮肤坏死,需注意观察。

(五)心理护理

1.给患者以安全感

当患者突然出现严重的呼吸困难和胸痛时,医务人员需保持冷静,避免紧张慌乱的气氛而加重患者的恐惧心理,护士应尽量陪伴患者,运用语言技巧进行疏导、安慰、解释、鼓励,并以从容镇定的态度、熟练的技术、忙而不乱的工作作风取得患者的信任;同时采用非言语性沟通技巧,如抚摸、握住患者的手等增加患者的安全感,减轻其恐惧,并让患者知道医护人员正在积极处理目前的紧急状态,减轻其痛苦。

2.鼓励患者充分表达自己的情感。

(六)安全护理

消除再栓塞的危险因素。

1.急性期

绝对卧床,避免下肢过度屈曲,一般在充分抗凝的前提下卧床时间为 2~3 周,必要时要平车运送;保持大便通畅,避免便秘、咳嗽等,以免增加腹腔压力,影响下肢静脉血液回流;指导患者及家属严禁挤压、按摩、热敷患肢,以防止下肢血管压力突然升高,血栓再次脱落。

2.恢复期

如患者仍需卧床,下肢须进行适当的运动或被动关节活动,穿抗栓袜,避免加重下肢循环障碍的因素。观察下肢深静脉血栓形成的征象:局部皮肤有无颜色改变测量和记录双侧下肢周径(进行大、小腿周径的测量点分别为髌骨上缘以上 15cm 处和髌骨下缘以下 10cm 处,双侧相差>1cm 即考虑有临床意义),以观察溶栓和抗凝治疗的效果。

(七)健康指导

1.DVT 的预防措施

①一般措施:长时间垂腿静坐如乘长途车、乘飞机也应经常活动下肢,或离开座位走动,减轻下肢血液淤滞,促进回流。卧床时应抬高患肢至心脏以上水平可促进下肢静脉血流回流;术后鼓励患者多做被动运动;多做深呼吸及咳嗽动作,病情允许时尽早下床活动;鼓励患者适当增加液体摄入,防止血液浓缩。②机械预防措施:目的是增进下肢静脉的血液回流。包括分级加压弹力袜、下肢间歇序贯加压充气泵、足底静脉泵。患肢无法或不宜应用机械性预防措施者

可以在对侧实施预防。掌握机械预防禁忌证:严重下肢动脉硬化性缺血、充血性心力衰竭、肺水肿、下肢 DVT(GCS 除外)、血栓性静脉炎、下肢局部严重病变如皮炎、坏疽、近期手术及严重畸形等。③药物预防措施:主要是使用抗凝药对抗血液的高凝状态,防止血小板聚集,注意观察药物不良反应,如出血。

2.疾病知识指导

向患者及家属讲解疾病的发生、发展和转归。DVT 和 PTE 的危险因素及临床表现。对于长时间卧床患者,若出现一侧肢体疼痛、肿胀,应注意 DVT 发生的可能;若突然出现胸痛、呼吸困难等应及时告知医务人员或就诊。抗凝治疗药物应遵循医嘱,严格按剂量服用;并指导患者学会自我观察出血征象,如皮肤瘀斑、牙龈出血、眼结膜出血、血尿等。指导患者定期随诊,监测血抗凝指标。

第二章　心血管内科疾病的护理

第一节　心绞痛

一、稳定型心绞痛

稳定型心绞痛(stable angina pectoris)又称劳力性心绞痛,是在冠状动脉狭窄的基础上,由于心肌负荷增加而引起心肌急剧、暂时缺血缺氧的临床综合征。其典型表现为发作性胸骨后压榨性疼痛或憋闷,可放射至心前区和左上肢尺侧,常发生于劳力负荷增加时,持续数分钟,休息或用硝酸酯制剂后消失。疼痛发生的程度、频率、性质及诱发因素在数周至数月内无明显变化。

（一）病因及发病机制

1.病因

最基本病因是冠状动脉粥样硬化。其他病因以重度主动脉瓣狭窄或关闭不全较为常见,肥厚型心肌病、先天性冠状动脉畸形、冠状动脉扩张症、冠状动脉栓塞等也是本病病因。

2.发病机制

当冠状动脉的供血与心肌的需血之间发生矛盾,冠状动脉血流量不能满足心肌代谢的需要时,心肌急剧、暂时的缺血缺氧引发心绞痛。正常情况下,冠状动脉循环储备量很大,通过神经和体液的调节,其血流量可随身体的生理情况发生显著变化,使冠状动脉的供血和心肌的需血两者之间保持动态平衡;当在劳力、情绪激动、饱食、受寒等对氧的需求增加时,冠状动脉适当扩张,血流量可增加至休息时的 6～7 倍,达到供求平衡。如果冠状动脉存在显著的固定狭窄或冠状动脉发生痉挛时,限制了血流量的增加,安静时尚能代偿,而在劳累、情绪激动、心力衰竭等使心脏负荷增加,心肌耗氧量增加时,心肌对血液的需求增加,可导致短暂的心肌供氧和需氧之间的不平衡,称为需氧增加性心肌缺血,即可引起心绞痛。

在缺血缺氧的情况下,心肌内积聚过多的代谢产物如乳酸、丙酮酸等酸性物质或类似激肽的多肽类物质,刺激心脏内自主神经的传入纤维末梢,传至大脑,产生痛觉。

（二）临床表现

1.症状

以发作性胸痛为主要临床表现。其特点如下。

(1)部位:位于胸骨体上段或中段之后,可波及心前区,有手掌大小范围,界限不很清楚。常放射至左肩、左臂内侧达无名指和小指,或至咽、颈、背、上腹部等。

(2)诱因:体力劳动、情绪激动、饱餐、寒冷、吸烟、心动过速、急性循环衰竭、休克等。疼痛多发生在劳动或激动的当时,而不是在劳累之后。典型的心绞痛常在相似的诱因下反复发作。

(3)性质:为压迫性不适或紧缩、发闷、烧灼感,但无锐痛或刺痛,偶伴濒死感。发作时,患者常不自觉地停止原来的活动,直至症状缓解。

(4)持续时间:疼痛出现后常逐渐加重,持续 3～5min,很少超过半小时。可数天或数周发作 1 次,亦可 1d 内发作多次。

(5)缓解方式:一般在停止诱发因素后即可缓解;含服硝酸甘油等硝酸酯类药物后能在几分钟内迅速缓解。

2.体征

平时一般无异常体征。心绞痛发作时常见面色苍白、表情焦虑、皮肤湿冷、血压升高、心率增快,有时心尖部可闻及第四心音、一过性收缩期杂音。

(三)实验室及其他检查

1.实验室检查

血糖、血脂检查可了解冠心病危险因素;胸痛明显者需查血清心肌坏死标志物。

2.心电图检查

心电图是发现心肌缺血、诊断心绞痛的最常用检查方法。

(1)静息心电图:约半数患者正常。最常见的心电图异常是非特异性 ST 段和 T 波异常,有时出现房性、室性期前收缩及传导阻滞等心律失常的心电图表现。

(2)心绞痛发作时的心电图检查:约 95% 的患者心绞痛发作时出现特征性的心电图改变,表现为暂时性心肌缺血引起的 ST 段压低(≥0.1mV),发作缓解后恢复。有时出现 T 波倒置。

(3)心电图负荷试验:对可疑冠心病患者通过运动给心脏增加负荷而激发心肌缺血的心电图检查,最常用的方法为活动平板或蹬车。

(4)心电图连续检测:连续记录 24h 及以上的心电图,从中发现心电图 ST-T 改变和各种心律失常,出现时间可与患者的活动和症状对照。

3.放射性核素检查

正电子发射计算机断层显像可观察心肌的血流灌注,了解心肌的代谢变化,判断心肌存活性。利用放射性铊心肌显像所示灌注缺损提示心肌供血不足或血供消失,对心肌缺血诊断有一定的价值。

4.冠状动脉造影

目前诊断冠心病最准确的方法。

5.其他检查

二维超声心动图、多层螺旋 CT 冠状动脉成像等。

(四)诊断要点

有典型心绞痛发作病史者诊断不难。症状不典型者,结合年龄、冠心病易患因素、心电图及其负荷试验等检查也多可建立诊断。诊断仍有困难者,行冠状动脉造影或多层螺旋 CT 等检查。

(五)治疗原则

1.发作时的治疗

(1)休息:发作时应立即休息。

(2)药物治疗:宜选用作用快、疗效高的硝酸酯制剂,此类药物可扩张冠状动脉,增加冠脉循环的血流量;还可扩张周围血管,减少静脉回心血量,减轻心脏前、后负荷,从而缓解心绞痛。常用药物有:硝酸甘油片、硝酸异山梨酯。

2.缓解期的治疗

(1)一般治疗:尽量避免各种诱发因素,如过度劳累、情绪激动等,积极治疗和预防诱发或加重冠心病的危险因素,如高血压、高脂血症、糖尿病等。

(2)药物治疗:使用作用持久的抗心绞痛药物,可单独选用、交替联合应用。常用药物:硝酸酯制剂、β受体阻滞剂、钙拮抗剂、抗血小板聚集和抗凝治疗类药物。

(3)冠状动脉介入治疗:对符合适应证的心绞痛患者行经皮冠状动脉腔内成形术及冠状动脉内支架植入术。

(4)外科治疗:对病情严重、药物治疗效果不佳者,应及时行冠状动脉旁路移植术。

二、不稳定型心绞痛

不稳定型心绞痛(unstable angina,UA)是由于冠状动脉硬化斑块破裂、血栓形成,引起血管痉挛及病变血管不同程度的阻塞所导致的一组临床症状。

目前,临床上已趋向将除上述典型的稳定型劳力性心绞痛以外的缺血性胸痛统称为不稳定型心绞痛。

(一)发病机制

与稳定型劳力性心绞痛的差别主要在于冠状动脉内不稳定的粥样斑块继发的病理改变,使局部的心肌血流量明显下降,如斑块内出血、斑块纤维帽出现裂隙、表面有血小板聚集和(或)刺激冠状动脉痉挛,导致缺血性心绞痛,虽然也可因劳力负荷诱发,但劳力负荷终止后胸痛并不能缓解。

(二)临床表现

胸痛的部位、性质与稳定型心绞痛相似,但具有以下特点之一。

(1)原为稳定型心绞痛,在1个月内疼痛发作的频率增加、程度加重、时限延长、诱发因素变化,硝酸酯类药物缓解作用减弱。

(2)1个月内新发的心绞痛,并因较轻的负荷所诱发。

(3)休息状态下发作心绞痛或较轻微活动即可诱发,发作时表现有ST段抬高的变异型心绞痛也属此类。此外,由于贫血、感染、甲亢、心律失常等原因诱发的心绞痛称为继发性不稳定型心绞痛。

此外,由于贫血、感染、甲亢、心律失常等原因诱发的心绞痛称为继发性不稳定型心绞痛。临床上根据不稳定型心绞痛的严重程度不同,分为低危组、中危组和高危组。低危组是指新发的或原有劳力性心绞痛恶化加重,发作时ST段≤1mm,持续时间<20min;中危组就诊前1个月内(但近48h未发作)发作1次或数次,静息心绞痛及梗死后心绞痛,发作时ST段下移>1mm,持续时间<20min;高危组就诊前48h内反复发作,静息心电图ST段下移>1mm,持续时间>20min。

(三)诊断要点

根据病史中典型的心绞痛症状、缺血性心电图(新发或一过性ST段压低≥0.1mV,或T波倒置≥0.2mV)及心肌坏死标志物测定,可诊断不稳定型心绞痛。

（四）治疗原则

1.一般处理

卧床休息 1～3d，床边 24h 心电监护，密切观察心电、脉搏、呼吸、心率、心律的变化，必要时给予氧气吸入。

2.缓解疼痛

烦躁不安、剧烈疼痛者可给予吗啡 2～4mg 皮下注射；硝酸甘油或硝酸异山梨酯含服或持续滴注，直至症状缓解或出现血压下降。另外，可根据患者有无并发症等具体情况，选用钙通道阻滞剂或 β 受体阻滞剂。

3.抗血小板和抗凝治疗

应用阿司匹林、氯吡格雷和肝素（包括低分子肝素）防止血栓形成，阻止病情发展为心肌梗死。

4.急诊冠状动脉介入治疗

对于个别病情极严重，保守治疗效果不佳，心绞痛发作时 ST 段下移＞1mm，持续时间＞20 分钟，或血肌钙蛋白水平升高者，在有条件的医院可行急诊冠脉造影，考虑冠状动脉介入或外科治疗。

5.调脂治疗

他汀类药物有抗感染症和稳定斑块作用，能降低冠状动脉疾病的病死率和心肌梗死发生率。

6.血管紧张素转换酶抑制剂（ACEI）或 ARB

长期应用 ACEI 能降低心血管事件发生率，应在发病第一个 24h 内给予口服。

三、常用护理诊断/问题

1.疼痛：胸痛

胸痛与心肌缺血、缺氧有关。

2.活动无耐力

活动无耐力与心肌氧的供需失调有关。

3.潜在并发症

心肌梗死。

四、护理措施

（一）一般护理

1.休息与活动

心绞痛发作时应立即停止活动，就地休息。为患者创造安静、舒适、轻松的休养环境。稳定型心绞痛缓解期患者一般不需卧床休息，鼓励患者参加适当的体力劳动和体育锻炼，最大活动量以不引起疲乏、不引发心绞痛及气促为宜。心绞痛发作经积极处理后仍未缓解，疑为心肌梗死先兆的患者，应卧床休息，并严密观察病情变化。

不稳定型心绞痛患者由于胸痛发作而带来的活动受限程度，根据患者的活动能力制订合理的活动计划，避免重体力劳动、竞赛性运动和屏气用力动作，如推、拉、抬、举、用力排便等，注意限制最大活动量的指征。

2.饮食护理

合理饮食,控制体重。摄入低热量、低脂、低胆固醇、低盐饮食,多食蔬菜、水果和粗纤维食物如芹菜、糙米等,注意少量多餐,避免暴饮暴食。

(二)病情观察

评估疼痛的部位、性质、程度、持续时间,严密观察血压、心率、心律变化和有无面色改变、大汗、恶心、呕吐等。嘱患者胸痛发作或加重时及时告知护士,警惕心肌梗死的发生。

(三)用药护理

痛发作时给予硝酸甘油 0.5mg 或硝酸异山梨酯(消心痛)5~10mg 舌下含服,若服药后 3~5min 仍不缓解,可再服 1 次,一般连用不超过 3 次。心绞痛发作频繁或含服硝酸甘油效果差的患者,遵医嘱静脉滴注硝酸甘油,注意严格控制滴速,监测血压及心率变化,并嘱患者及家属切不可擅自调节滴速,以免造成低血压。部分患者应用硝酸酯类药物后可出现面部潮红、头部胀痛、头昏、心动过速、心悸等不适,告知患者是由于药物致血管扩张造成,以解除其顾虑。首次使用硝酸酯类药物时,为防止用药后出现直立性低血压,嘱患者用药后平卧休息,防止发生意外;青光眼、低血压时忌用。应用他汀类药物需严密监测转氨酶、肌酸激酶等生化指标,及时发现药物可能引起的肝脏损害和肌病。

(四)心理护理

建立良好的护患关系,安慰患者,消除其紧张、不安情绪,以减少心肌耗氧量,避免心绞痛发作。告知患者保持平和、积极乐观的心态,对本病的恢复非常重要,情绪变化可导致肾上腺素分泌增多、心脏负荷加重而诱发心绞痛。

(五)健康指导

1.疾病相关知识指导

避免体力劳动、情绪激动、饱餐、寒冷、吸烟、用力排便、心动过速等诱因;②合理休息,适当参加体力活动或有氧运动,注意运动强度和时间及限制最大活动量的指征;③积极治疗高血压、糖尿病、高脂血症等原发病,定期进行心电图、血糖、血脂等检查,及时发现病情变化;④逐渐改变急躁易怒、争强好胜的性格,保持心态平和,减轻精神负担。

2.饮食指导

指导患者选择低热量、低盐、低脂、低胆固醇、富含膳食纤维的食物,少量多餐,控制体重。保持大便通畅,防止便秘,必要时服用缓泻剂。

3.用药指导

指导患者坚持按医嘱服药,自我监测药物不良反应,如 β 受体阻滞剂与钙通道阻滞剂合用时应测量脉搏,发生心动过缓时应暂停服药并及时到医院就诊。硝酸甘油应放在易取之处,用后放回原处,并告知家属药物的位置。外出时随身携带硝酸甘油以应急。此外,硝酸甘油见光易分解,应放在棕色瓶中,开瓶后 6 个月更换 1 次,以防止药物受潮、变质而失效。

4.生活指导

告诉患者沐浴时应告知家属,且不宜在饱餐或饥饿时进行,水温勿过冷过热,时间不宜过长,门不要上锁,防止发生意外。

5.病情监测指导

患者及家属心绞痛发作时的缓解方法。胸痛发作时应立即停止活动或舌下含服硝酸甘油。如连续含服硝酸甘油 3 次仍不缓解,或心绞痛发作比以往频繁、程度加重、疼痛时间延长,应及时就医,警惕心肌梗死的发生。

第二节　心肌梗死

心肌梗死(myocardial infarction,MI)是指在冠状动脉病变的基础上,发生冠状动脉供血急剧减少或中断,使相应的心肌严重而持久地缺血导致心肌坏死。临床上表现为持久的胸骨后剧烈疼痛、血清心肌坏死标志物水平增高、心电图进行性改变。可发生心律失常、休克或心力衰竭,属冠心病的严重类型。本病男性多于女性,男女之比为(2～5)∶1。40 岁以上患者占绝大多数。冬春两季发病率较高,北方地区较南方地区为多。

一、病因及发病机制

心肌梗死的基本病因是冠状动脉粥样硬化,造成管腔严重狭窄和心肌供血不足,而侧支循环尚未完全建立,在此基础上,一旦血供进一步急剧减少或中断,使心肌严重而持久地急性缺血达 20～30min,即可导致心肌坏死。大量研究证明,绝大多数的急性心肌梗死是由于不稳定的冠状动脉粥样硬化斑块破溃,继而出血或管腔内血栓形成,而使血管腔完全闭塞,少数情况是粥样斑块内出血或血管持续痉挛。

梗死的诱因以重体力活动、情绪过分激动、血压急剧升高或用力排便最为多见,其次为饱餐、严重心律失常、上呼吸道或其他部位感染,少数为手术大出血或其他原因的低血压、休克等。气候寒冷、气温变化大亦可诱发本病。

二、临床表现

与心肌梗死面积的大小、部位、侧支循环情况密切相关。

1.先兆

约半数以上患者在起病前数日至数周有乏力、胸部不适、活动时心悸、气急烦躁等前驱症状,其中以初发型心绞痛或恶化型心绞痛最为突出。如及时发现并处理先兆,可使部分患者避免发生心肌梗死。

2.症状

(1)疼痛:为最早出现、最突出的症状。心肌梗死疼痛的性质和部位与心绞痛相似,但多无明显诱因,且常发生于清晨、安静时,程度较重,持续时间较长,可达数小时或更长,休息和含服硝酸甘油多不能缓解。部分患者疼痛位于上腹部,或疼痛放射至下颌、颈部,常被误诊为急腹症或骨关节炎。少数急性心肌梗死患者可无疼痛,一开始即表现为休克或急性心力衰竭。

(2)心律失常:75%～95%的患者,多发生在起病 1～2d 内,以 24h 内最多见,可伴有乏力、头晕、昏厥等症状。前壁 MI 易发生室性心律失常,如发生房室传导阻滞表明梗死范围广泛,情况严重。下壁 MI 易发生房室传导阻滞及窦性心动过缓。

（3）胃肠道症状：疼痛剧烈时常伴有恶心、呕吐、上腹胀痛。肠胀气亦多见，重者可发生呃逆。

（4）全身症状：表现为发热、心动过速、白细胞增高和红细胞沉降率增快等。体温可升高至38℃左右，很少达到39℃，持续约1周。

（5）低血压和休克：疼痛发作期间多有血压下降，但不一定发生休克，如疼痛缓解而收缩压仍低于80mmHg，患者出现休克的全身表现，则警惕休克发生。休克多发生在起病后数小时至数日内，约20%的患者出现，主要是心源性休克。

（6）心力衰竭：主要为急性左心衰竭，可在起病最初几天内发生。右心室心肌梗死开始即出现右心衰竭表现，伴血压下降。

3.体征

（1）心脏体征：心脏浊音界可正常或轻至中度增大，心率可增快也可减慢，心律不齐，心尖部第一心音减弱，可闻及奔马律。二尖瓣乳头肌功能失调或断裂时，心尖区出现粗糙的收缩期杂音或伴收缩中晚期喀喇音。

（2）血压：除急性心肌梗死早期血压可增高外，几乎所有患者都有血压降低。

（3）其他：伴有心律失常、休克、心力衰竭时可出现相应的体征。

4.并发症

（1）乳头肌功能失调或断裂：二尖瓣乳头肌因缺血、坏死等使收缩功能发生障碍，造成二尖瓣脱垂及关闭不全。轻者可以恢复，重者可严重损害左心功能致使发生急性左心衰竭，最终导致死亡。

（2）心脏破裂：少见，常在起病一周内出现，多为心室游离壁破裂，偶有室间隔破裂，可引起心力衰竭和休克而在数日内死亡。

（3）栓塞：发生率为1%～6%，见于起病后1～2周，如为左心室附壁血栓脱落所致，则引起脑、肾、脾或四肢等动脉栓塞。下肢静脉血栓脱落引起肺动脉栓塞。

（4）心室壁瘤：主要见于左心室，发生率为5%～20%。较大的室壁瘤体检时可见左侧心界扩大，超声心动图可见心室局部有反常运动，心电图示ST段持续抬高。

（5）心肌梗死后综合征：发生率为10%。于心肌梗死后数周至数月内出现，可反复发生，表现为心包炎、胸膜炎或肺炎，有发热、胸痛等症状，可能为机体对坏死组织的过敏反应。

三、实验室及其他检查

1.心电图

段抬高型心肌梗死的心电图常有典型的特征性及动态改变。特征性改变：ST段呈弓背向上抬高（面向坏死区周围心肌损伤区导联出现）；宽而深的Q波，即病理性Q波（面向透壁心肌坏死区导联出现）；T波倒置（面向损伤区周围心肌缺血区导联出现）。动态性改变：起病数小时内，尚可正常或出现异常高大两肢不对称的T波，为超急性期改变；数小时后，ST段明显抬高，弓背向上，与直立的T波连接，形成单相曲线。数小时至2d内出现病理性Q波，同时R波减低，为急性期改变；Q波大多永久存在；抬高的ST段持续数日至2周内逐渐回到基线水平，T波平坦或倒置，为亚急性期改变；数周至数月后，T波呈V形倒置，为慢性期改变。T波倒置可永久存在，也可逐渐恢复直立。ST段抬高性心肌梗死的定位和范围可根据出现特征性改变的导联来判断：$V_1 \sim V_3$ 导联示前间壁心肌梗死，$V_1 \sim V_5$ 导联示广泛前壁心肌梗死，$V_3 \sim V_5$ 导联示局限前壁心肌梗死，Ⅱ、Ⅲ、aVF 导联示下壁心肌梗死，Ⅰ、aVL 导联示高侧壁心肌梗死，V_7、V_8 导联示正后壁心肌梗死，Ⅱ、Ⅲ、aVF 导联伴右胸导联（尤其是 V_4R）ST 段抬高，可作为下壁并发右室心肌梗死的参考指标。

段抬高型心肌梗死心电图常表现为 ST 段压低 $\geq 0.1mV$，或 T 波倒置 $\geq 0.2mV$。

2.实验室检查

(1)血液检查常见白细胞计数增高，红细胞沉降率增快，可持续 $1 \sim 3$ 周。

(2)血清心肌坏死标志物增高：①肌红蛋白。患者起病后 2h 内升高，12h 内达到高峰，$24 \sim 48h$ 内恢复正常。②肌钙蛋白(IcTnI)或 T(cTnT)。起病 $3 \sim 4h$ 后增高，cTnI 于 $11 \sim 24h$ 达高峰，$7 \sim 10$ 降至正常，cTnT 于 $24 \sim 48h$ 达高峰，$10 \sim 14d$ 降至正常。cTnI 或 cTnT 此类心肌结构蛋白含量的增高是诊断心肌坏死最特异和敏感的首选指标，在症状出现后 6h 内测定为阴性则 6h 后应重新复查。③心肌酶。肌酸激酶及其同工酶(CK、CK-MB)可在起病后 6h 内升高，24h 达高峰，$3 \sim 4d$ 恢复正常。

3.超声心动图

可了解心室壁的运动情况，评估心室梗死面积，测量心功能，诊断室壁瘤和乳头肌功能不全，为临床治疗及预后判断提供重要依据。

4.放射性核素检查

可显示心肌梗死的部位与范围。正电子发射计算机断层显像可观察心肌的代谢变化，判断心肌存活性。

四、诊断要点

依据典型临床表现、特征性心电图改变及实验室检查，前三项中具备两项即可确诊。对于老年患者，突然发生严重的心律失常、休克、心力衰竭而原因未明，或突然发生较重而持久的胸闷或胸痛者都应考虑本病的可能。

五、治疗原则

1.一般治疗

(1)休息：急性期需绝对卧床 $3 \sim 7d$。

(2)吸氧：间断或持续吸氧 $2 \sim 3d$，重症者可使用面罩给氧。

(3)监测：入冠心病监护病房(CCU)行心电、血压、呼吸等监测 $3 \sim 5$ 天，有血流动力学改变者可行漂浮导管作肺毛细血管楔压和静脉压监测。

2.解除疼痛

尽快解除患者疼痛。常用哌替啶、吗啡、硝酸甘油或硝酸异山梨酯。严重者可行亚冬眠治疗即哌替啶与异丙嗪(非那根)合用。患者有剧烈的缺血性胸痛或伴血压显著升高且其他处理未缓解时，可静脉应用 β 受体阻滞剂，如美托洛尔，但应注意禁忌证。

3.再灌注心肌

为防止梗死面积扩大，缩小心肌缺血范围，要尽早使闭塞的冠状动脉再通，使心肌得到再灌注。

(1)经皮腔内冠状动脉介入治疗(PCI)：有条件的医院对具备适应证的患者应尽快实施

PCI,可获得更好的治疗效果。

（2）溶栓疗法:无条件施行急诊介入治疗、无禁忌证者应立即行静脉溶栓治疗。常用药物有尿激酶(urokinase,UK)、链激酶(streptokinase,SK),新型溶栓药物有重组组织型纤溶酶原激活剂(rtPA)。

溶栓疗法适应证:①2 个或 2 个以上相邻导联 ST 段抬高(胸导联≥0.2mV,肢导联≥0.1mV),或病史提示 AMI 伴左束支传导阻滞,起病时间<12h,患者年龄<75 岁;②ST 段显著抬高的 MI 患者年龄>75 岁,经慎重权衡利弊仍可考虑;③ST 段抬高的 MI 发病时间已达12～24h,如有进行性缺血性胸痛,广泛 ST 段抬高者也可考虑。

禁忌证:①既往发生过出血性脑卒中,6 个月内发生过缺血性脑卒中或脑血管事件;②中枢神经系统受损、颅内肿瘤或畸形;③近期(2～4 周)有活动性内脏出血;④未排除主动脉夹层;⑤入院时严重且未控制的高血压(>180/110mmHg)或慢性严重高血压病史;⑥目前正在使用治疗剂量的抗凝药或已知有出血倾向;⑦近期(2～4 周)创伤史,包括头部外伤、创伤性心肺复苏或较长时间(>10min)的心肺复苏;⑧近期(3 周内)外科大手术;⑨近期(2 周)曾有在不能压迫部位的大血管行穿刺术。

4.其他药物治疗

（1）硝酸酯类药物:主要作用是松弛血管平滑肌扩张血管,周围静脉扩张可降低心脏前负荷,动脉扩张可减轻心脏后负荷,从而减少心脏做功和心肌耗氧量。硝酸酯类药物还可直接扩张冠状动脉,增加心肌血流。常用的硝酸酯类药物包括硝酸甘油、硝酸异山梨酯等。

（2）抗血小板治疗:冠状动脉内斑块破裂诱发局部血栓形成是导致 AMI 的主要原因,在急性血栓形成中血小板活化起着十分重要的作用,抗血小板治疗已成为 AMI 的常规治疗,溶栓前即应使用。阿司匹林和氯吡格雷是目前常用的抗血小板药物。

（3）抗凝治疗:对防止梗死面积扩大及再梗死有积极疗效,常用药物有普通肝素、低分子肝素等。

（4）β受体阻滞剂:急性心肌梗死早期应用β受体阻滞剂对伴有交感神经功能亢进者防止梗死范围扩大,改善预后有利。常用药物有阿替洛尔、美托洛尔。

（5）极化液疗法:氯化钾 1.5g、胰岛素 8～12U,加入 10％葡萄糖液 500mL 中静脉滴注,7～14d 为一疗程。可促进心肌细胞恢复极化状态,改善心肌收缩功能,减少心律失常发生。伴有二度及以上房室传导阻滞者禁用。

5.并发症处理

（1）消除心律失常:心肌梗死后的室性心律失常会引起猝死,必须及时消除。发现室性期前收缩或室性心动过速,首选利多卡因静脉注射。发生心室颤动时,应立即行非同步直流电复律。发生二度或三度房室传导阻滞,心室率缓慢时,应尽早使用临时起搏治疗。

（2）控制休克:急性心肌梗死后可发生心源性休克,亦可伴有外周血管舒缩障碍或血容量不足。其治疗应给予补充血容量及应用升压药、血管扩张剂和纠正酸中毒等抗休克处理。如上述处理无效时,应选用在主动脉内气囊反搏术支持下,即刻行急诊冠状动脉介入治疗或冠脉旁路移植术,使冠脉及时再通。

（3）治疗心力衰竭:是治疗急性左心功能衰竭,除应用吗啡、利尿剂外,应选用血管扩张剂减轻左心室前后负荷。如心力衰竭程度较轻,可用硝酸异山梨酯舌下含服、硝酸甘油静脉滴注,如心力衰竭较重宜首选硝普钠静脉滴注。急性肺水肿患者应尽早使用机械辅助通气。心肌梗死发生后 24h 内尽量避免使用洋地黄制剂,右心室梗死的患者应慎用利尿剂。

六、常用护理诊断/问题

1.疼痛:胸痛

胸痛与心肌缺血坏死有关。

2.活动无耐力

活动无耐力与心肌氧的供需失调有关。

3.恐惧

恐惧与剧烈疼痛产生濒死感、处于监护病室的陌生环境有关。

4.有便秘的危险

便秘与进食少、活动少、不习惯床上排便有关。

5.潜在并发症

心律失常、心力衰竭。

6.生活自理缺陷

生活自理缺陷与治疗需要绝对卧床有关。

七、护理措施

(一)一般护理

1.休息与活动

(1)患者在 24h 内绝对卧床休息,限制探视,减少干扰,安慰患者,稳定患者情绪,合理解释,取得合作。

(2)绝对卧床期间,做好生活护理,进食、排便、翻身、洗漱等活动由护士协助完成。

(3)若病情平稳无并发症,24h 后指导并协助患者床上做关节被动与主动运动、进行腹式呼吸等,并根据情况制订活动计划,向患者及家属解释合理运动的重要性。3～5d 以后可以床上坐起及进行床边活动,1 周后开始室内活动,逐步过渡到室外活动(活动方式可选择散步、医疗体操、上下一层楼梯等有氧运动)。开始起坐时动作要缓慢,防止直立性低血压,有并发症者酌情延长卧床时间。

(4)开始活动时必须在医护人员监测下进行,以不引起任何不适为度。活动时心率增加小于 10 次/min 可加大运动量,进入高一阶段的训练。若运动时心率增加超过 20 次/min,收缩压降低超过 15mmHg,出现心律失常或心电图 ST 段缺血型下移≥0.1mV 或上升≥0.2mV,则应退回到前一个运动水平。出现胸痛、胸闷、心悸、气促、头晕、恶心、呕吐,心率变化超过 20 次/min 或血压变化超过 20mmHg(3 周内活动)或心率变化超过 30 次/min 或血压变化超过 30mmHg(6 周内活动)时,应减缓运动进程或停止运动。

2.饮食护理

4～12h 内给予流食,以减轻胃扩张,逐步过渡到低脂、低胆固醇的清淡、易消化饮食,提倡少量多餐,忌过饱。增加富含纤维素食物(如水果、蔬菜等)的摄入,保持大便通畅。一般在患者无腹泻的情况下常规应用缓泻剂,以防止便秘时用力排便导致病情加重。告知患者一旦出现排便困难,应立即向医护人员反映,可使用开塞露或低压盐水灌肠,或在患者有便意时嘱其含服硝酸甘油 0.5mg,排便时医务人员做好严密观察。

(二)病情观察

1.症状体征的观察

严密观察疼痛的部位、性质、持续时间及缓解情况,遵医嘱应用镇痛剂及硝酸酯类药物等。观察患者有无咳嗽、咳痰、气急、夜尿增多等心力衰竭表现,听诊肺部有无湿啰音,发现异常及时报告医生。

2.心电监护

急性期严密心电监测,及时发现心率及心律变化。溶栓治疗后 24 小时内易发生再灌注性心律失常,特别是在开始溶栓治疗至溶栓结束后 2 小时内应设专人床旁心电监护,发现频发室性期前收缩(>5 次/min)或呈二联律,成对出现或呈非持续性室速,多源性或 Ron T 现象的室性期前收缩及严重房室传导阻滞时,应立即通知医生,遵医嘱使用利多卡因等药物,警惕室颤或心搏骤停、心脏性猝死的发生。

3.电解质和酸碱平衡的监测

质紊乱或酸碱平衡失调时更容易并发心律失常,发现异常应及时通知医生。

4.抢救设备和药物准备

备好除颤仪、起搏器和急救药物等,随时备用。发现心室颤动时立即采用非同步直流电除颤同时通知医生,并协助做好相应处理。

5.控制出入量

控制输液速度和液体入量,一旦患者发生急性肺水肿则按急性肺水肿处理。

6.溶栓治疗的观察

准确、迅速配制并静脉输注溶栓药物,观察患者用药后反应。溶栓再通的间接判断标准:①60~90min 内心电图抬高的 ST 段至少回落 50%;②cTnI、cTnT 峰值提前至发病 12h 内,CK-MB 酶峰提前至 14h 内;③2 小时内胸痛症状明显缓解;④2~3h 内出现再灌注心律失常。

(三)用药护理

遵医嘱给予吗啡或哌替啶镇痛,注意有无呼吸抑制、脉搏加快等不良反应。给予硝酸甘油或硝酸异山梨酯时应随时监测血压变化,维持收缩压在 100mmHg 以上。观察患者使用溶栓药物后有无不良反应:①过敏反应,表现为寒战、发热、皮疹等;②低血压(收缩压<90mmHg);③出血,包括皮肤黏膜出血、血尿、便血、咯血、颅内出血等;一旦出血,应紧急处理。

(四)心理护理

疼痛发作时有专人陪伴,允许患者表达内心感受,给予心理支持,鼓励患者树立战胜疾病的信心。嘱患者保持情绪稳定,向患者讲明入住 CCU 后病情的任何变化都会在医护人员的严密监护下,并能得到及时治疗,能很大程度地降低急性期的危险性,以减轻或消除其恐惧心理。烦躁不安者可肌内注射地西泮。

(五)健康指导

除参见心绞痛患者的健康指导外,还应注意如下。

1.疾病相关知识指导

指导患者戒烟,积极控制血脂、高血压、糖尿病等危险因素,预防再次梗死和其他心血管事件发生。

2.饮食指导

急性心肌梗死恢复后的患者均应合理膳食,选择低饱和脂肪酸和低胆固醇饮食,要求饱和脂肪酸占总热量的 7%以下,胆固醇<200mg。

3.心理指导

指导患者保持乐观、平和的心态,正视自己的病情。充分发动患者的社会支持系统,为其创造良好的身心休养环境,生活中避免对其施加压力,当患者出现紧张、焦虑或烦躁等不良情绪时,应予以理解并设法进行疏导,引导其积极应对疾病。

4.康复指导

指导患者合理安排休息与活动,保证睡眠充足,适当参加力所能及的体力活动。与患者及家属共同制订个体化运动处方,为患者出院后的运动康复训练做好准备工作。训练原则:循序渐进、持之以恒;运动项目:有氧步行、太极拳等,个人卫生活动、家务劳动、娱乐活动等也对康复有益。若病情稳定无并发症,急性心肌梗死第 6 周后要每天步行、打太极拳等;第 8~12 周后可开始较大活动量的锻炼,如洗衣、骑车等;3~6 个月后可部分或完全恢复工作;运动强度:根据个体心肺功能,选择最大心率的 40%~80%来控制;持续时间:根据患者对运动的适应和心功能情况,训练时间由每次 6~10min 逐渐延长至 30~60min;运动频率:5~7 天/周,1~2 次/d。经数月的体力活动锻炼后,酌情恢复部分或较轻工作,但对重体力劳动及易导致精神紧张的工种应更换。

5.用药指导

指导患者遵医嘱服用抗血小板药物、降血脂药、β受体阻滞剂、血管扩张剂、钙通道阻滞剂等,让患者认识到遵医嘱用药的重要性,告知药物的用法、作用及不良反应,并教会患者定时测量脉搏、血压,发放个人用药手册,定期电话随访,提高患者的用药依从性。若胸痛发作频繁、程度较重、时间较长,服用硝酸酯制剂疗效较差时,提示发生急性心血管事件,应及时就医。

6.照顾者指导

心肌梗死是心脏性猝死的高危因素,应教会家属心肺复苏基本技术,以备急用。

第三节　原发性高血压

原发性高血压(primary hypertension)是以血压升高为主要临床表现伴或不伴有多种心血管危险因素的综合征,通常简称高血压。高血压是多种心、脑血管疾病的重要病因和危险因素,影响心、脑、肾等重要脏器的结构和功能,最终导致这些器官功能衰竭,是心血管疾病致死的主要原因之一,并且呈逐年上升趋势。流行病学调查显示,我国高血压患病率和流行有地域、城乡、民族和性别差异。总体表现:北方高于南方,沿海高于内地,城市高于农村;青年期男性高于女性,中年后女性略高于男性。然而,我国人群对高血压的知晓率、治疗率、控制率依然很低,分别为 30.2%、24.7%、6.1%。

一、高血压的定义和水平分类

高血压定义为收缩压≥140mmHg 和(或)舒张压≥90mmHg。根据血压升高水平,又进一步将高血压分为 1、2、3 级。

二、病因及发病机制

(一)病因

原发性高血压的病因为多因素,是遗传易感性、环境及其他因素相互作用的结果。一般认为遗传因素约占 40%,环境因素约占 60%。

1.遗传因素

高血压具有明显的家族聚集性。父母均有高血压,子女的发病概率高达 46%。而且在血压高度、并发症发生及其他相关因素方面,也有遗传性。

2.环境因素

(1)饮食:钠盐摄入量与高血压的发生密切相关。钠盐摄入越多,血压水平和患病率越高。饮酒、低钾、低钙、高蛋白、饱和脂肪酸的饮食摄入都可能与血压升高有关。饮酒量与血压水平线性相关,每日饮酒量超过 50g 乙醇者高血压发病率明显增高。

(2)精神应激:脑力劳动者和高度精神紧张的职业者发生高血压的可能性大,长期视觉刺激和噪音环境下也可引起高血压。

(3)其他因素:如肥胖、服避孕药、阻塞性睡眠呼吸暂停综合征等。

(二)发病机制

本病的发病机制尚未完全阐明。从血流动力学角度来看,高血压的血流动力学特征主要是总外周血管阻力相对或绝对增高。目前认为高血压的发病机制包括以下几个方面:

1.交感神经系统活性亢进

长期过度紧张和反复的精神刺激,使大脑皮质兴奋与抑制过程失调,导致各种神经递质浓度与活性异常,交感神经系统活性亢进,血浆儿茶酚胺浓度升高,阻力小动脉收缩增强。

2.肾性水钠潴留

机体为避免心排出量增高使组织过度灌注,全身阻力小动脉收缩增强,导致外周血管阻力增高。

3.肾素-血管紧张素-醛固酮系统(RAS)激活

肾小球入球动脉的球旁细胞分泌的肾素,激活血管紧张素原,生成血管紧张素Ⅰ,再生成血管紧张素Ⅱ,作用于受体,使小动脉平滑肌收缩,致外周阻力增加;并可刺激肾上腺皮质分泌醛固酮,通过交感神经使去甲肾上腺素分泌增加,这些作用均可使血压升高。

4.胰岛素抵抗(IR)

IR 造成继发性高胰岛素血症,使肾水钠重吸收增加,交感神经系统活动亢进,动脉管壁增生肥厚、弹性减退,从而使血压升高。近年来认为胰岛素抵抗是 2 型糖尿病和高血压发生的共同病理生理基础。

5.其他

如细胞膜离子转运异常、代谢异常等。

三、临床表现

(一)一般表现

1.症状

大多数起病缓慢、渐进,早期多无症状,仅在测量血压时或发生心、脑、肾等并发症时才被发现。常见症状有头痛、头晕、眼花、疲劳、心悸等,多数可自行缓解,在紧张或劳累后加重。症状与血压有一定关联,但不一定与血压水平呈正相关。

2.体征

血压随季节、昼夜、情绪等因素波动较大。一般冬季较高,夏季较低;夜间较低、清晨起床活动后血压迅速升高,形成清晨血压峰值。高血压体征一般较少。常见的有血管搏动征、血管杂音、心脏杂音等。体格检查听诊时可有主动脉瓣区第二心音亢进和收缩期杂音。长期持续高血压可有左心室肥厚并可闻及第四心音。

(二)高血压急症

高血压急症是指短时期内(数小时或数天)血压显著升高,舒张压≥130mmHg 和(或)收缩压≥200mmHg,伴有重要器官组织如心、脑、肾、眼底、大动脉的严重功能障碍或不可逆损害。常见的有以下几种。

1.急进型或恶性高血压

少数患者病情急骤发展,舒张压持续≥130mmHg,并有头痛,视物模糊,眼底出血、渗出和乳头水肿,肾损害突出,持续蛋白尿、血尿与管型尿。病情进展迅速,如不及时有效降压治疗,预后很差,患者常死于肾衰竭、脑卒中或心力衰竭。多见于青壮年。

2.高血压危象

因紧张、疲劳、寒冷、突然停服降压药物等诱因,导致小动脉发生强烈痉挛,血压急剧上升,影响重要脏器血液供应而产生的危急症状。临床表现为:头痛、烦躁、眩晕、恶心、呕吐、心悸、气急及视物模糊等。

3.高血压脑病

高血压脑病多见于重症高血压患者。由于过高的血压突破了脑血流自动调节范围,脑组织血流灌注过多引起脑水肿。表现为弥散性严重头痛、呕吐、意识障碍、精神错乱,甚至昏迷、抽搐。

(三)并发症

1.脑血管病

脑血管病最常见。包括脑出血、脑血栓形成、腔隙性脑梗死、短暂性脑缺血等。

2.其他

主动脉夹层、鼻出血、眼底改变等。

四、实验室及其他检查

1.常规检查

常规检查包括尿常规、血液生化(血糖、血脂、肾功能等)、心电图。部分患者根据需要和条件可以进一步检查眼底、超声心动图等。

2.特殊检查

24h 动态血压监测(ABPM)、颈动脉内膜中层厚度(IMT)测定、动脉弹性功能测定、血浆肾素活性(PR)测定等。

五、诊断要点

1.高血压的诊断

高血压的诊断必须以未服用降压药物情况下 2 次或 2 次以上非同日血压测定所得的平均值为依据,同时,必须排除由于其他疾病导致的继发性高血压。定期而正确的血压测量是诊断高血压的关键。

2.高血压危险度分层

根据血压升高水平、其他心血管危险因素、糖尿病、靶器官损害及并发症情况将高血压患者分为低危、中危、高危和很高危。其他心血管危险因素:①男性>55 岁、女性>65 岁;②吸烟;③总胆固醇≥5.7mmol/L;④早发心血管疾病家族史(发病年龄女性<65 岁,男性<55 岁);⑤血压水平(一~三级)。靶器官损害:①左心室肥厚;②蛋白尿和(或)血肌酐水平轻度升高(106~177μmol/L);③动脉粥样斑块;④视网膜动脉狭窄。并发症:①心脏疾病;②脑血管疾病;③肾脏疾病;④血管疾病和视网膜病变。

六、治疗原则

原发性高血压目前尚无根治方法,降压治疗的最终目的是最大限度地减少高血压患者心脑血管病的发生率和病死率。

1.改善生活方式

适用于各级高血压患者,包括使用降压药物治疗的患者。①减轻体重;②限制钠盐的摄入;③补充钙和钾盐;④减少食物中不饱和脂肪酸的含量和脂肪总量;⑤戒烟、限酒;⑥适当运动;⑦减少精神压力,保持心理平衡。

2.降压药物治疗

(1)降压治疗的适宜人群:二级及以上的高血压患者;高血压合并糖尿病或已有心、脑、肾靶器官损害和并发症者,血压持续升高 6 个月以上,通过改变生活方式仍不能有效控制血压者。

(2)降压药物的种类:目前常用降压药物可归纳为五大类,即利尿剂、β 受体阻滞剂、钙通道阻滞剂(CCB)、血管紧张素转换酶抑制剂(ACEI)和血管紧张素Ⅱ受体拮抗剂(ARB)。

(3)降压用药原则:①从小剂量开始,逐步递增至适宜剂量。②提倡联合用药。两种及以上的联合用药,可降低药物不良反应,增强药物疗效。③建议使用长效制剂。降压药需长期服用,长效制剂更能提高依从性。④降压方案选择应个体化。

3.高血压急症的治疗

(1)硝普钠:为首选药物。通过直接扩张动脉和静脉降低心脏前、后负荷从而使血压下降。降压策略为逐步降压,初始阶段(数分钟至 1h 内)降压不超过治疗前的 25%(平均动脉压),以免心、脑、肾等重要器官无法耐受而缺血。

(2)硝酸甘油:扩张静脉和选择性扩张冠状动脉与大动脉。开始以 5~10μg/min 静脉滴注,可逐渐增至 20～50μg/min 静脉滴注。

（3）镇静剂:地西泮肌内注射或静脉注射。

（4）脱水剂:甘露醇、呋塞米快速静脉滴注或静脉注射,常用于高血压脑病者。

七、常用护理诊断/问题

1.头痛

头痛与血压升高有关。

2.有受伤的危险

有受伤的危险与血压增高致头晕和视物模糊、降压药致低血压有关。

3.潜在并发症

高血压急症。

4.焦虑

焦虑与血压控制不满意、发生并发症有关。

5.知识缺乏

缺乏疾病预防、治疗、保健等相关知识。

八、护理措施

1.一般护理

（1）环境:保持病室整洁、安静、舒适,光线柔和。高血压急症者尽量减少探视。

（2）休息与活动:①合理运动。适当活动,可提高机体活动耐力。提倡有氧运动,可根据年龄及身体状况选择慢跑或步行,一般每周 3～5 次,每次 30～60min,也可散步、打太极拳等。常用运动强度指标为活动时最大心率不超过 170 减去年龄。活动中注意监测病情变化,若出现明显症状,立即停止活动,原地休息,必要时及时就诊。对于伴有明显症状或并发症者需卧床休息。②合理工作与休息。高血压初期日常生活完全自理,从事适当工作,放慢生活节奏,避免大脑过度兴奋,学会自我心理平衡调整,保持乐观情绪。对住院患者,可组织其听音乐,看画报、下棋、体操等调节情绪,保证足够睡眠。鼓励家属对患者情感支持。

（3）饮食护理:①控制体重指数（BMI）在 25 以下;②限制钠盐摄入（每日低于 6g）;③补充钙和钾盐:每人每日吃新鲜蔬菜 400～500g,喝牛奶 500mL,能补充钾 1000mg 和钙 400mg;④膳食中脂肪量控制在总热量的 25% 以下;⑤饮酒每日不超过相当于 50g 乙醇的量。⑥增加粗纤维的摄入,预防便秘,因用力排便可使收缩压上升,甚至造成血管的破裂。

2.病情观察

定期监测血压,严密观察病情变化,如发现血压急剧升高、剧烈头痛、呕吐、大汗、视物模糊、面色及神志改变、肢体运动障碍等症状,应立即通知医生,给予及时处理。

3.用药护理

（1）严格遵医嘱用药,观察药物疗效。

（2）了解药物特性,观察药物不良反应:①硝普钠降压迅猛但药物性质不稳定,放置后或遇光时易分解,需现用现配、避光输注,并 5～10min 监测血压一次;②脱水剂必须快速滴入;③噻嗪类和袢利尿剂可致低钾血症;④β受体阻滞剂可致心率减慢、支气管痉挛;⑤钙通道阻滞剂常有头痛、面部潮红、下肢水肿、心动过缓等;⑥血管紧张素转换酶抑制剂可致刺激性干咳和血管性水肿等。一旦发现问题,及时反馈给医生,以及时调整用药并处理相关不良反应。

4.症状体征的护理

(1)安全护理:患者有头晕、眼花、耳鸣等症状时应卧床休息,上厕所或外出活动应有人陪伴,厕所加扶手,若头晕严重,应协助患者生活护理。保持环境光线充足且无障碍物,避免地面湿滑,必要时加用床档保护。

(2)防止低血压反应:患者服用降压药后避免长时间站立或猛然改变体位;告知过热的水沐浴或蒸气浴可引起周围血管扩张而易发生低血压。如患者出现乏力、头晕、心悸、出冷汗,立即平卧,抬高下肢。

(3)高血压急症的护理。

避免情绪激动、过度劳累和寒冷刺激,不可擅自增减药量,更不可突然停药。

定期监测血压,一旦发现血压急剧升高、剧烈头痛、呕吐、大汗、视物模糊、面色及神志改变、肢体运动障碍等症状,立即通知医生。

一旦患者发生高血压急症,立即卧床休息,抬高床头 20°～30°;保持呼吸道通畅,吸氧;持续心电监护;建立静脉通路,遵医嘱迅速准确给予降压、脱水;避免一切不良刺激,协助生活护理;安抚患者情绪,必要时遵医嘱使用镇静剂。

5.心理护理

向患者解释饮食行为习惯及性格情绪对高血压的影响,保持积极乐观的心态可叠加药物疗效。指导患者使用放松技术,如心理训练、音乐疗法和缓慢呼吸等。

6.健康指导

(1)生活方式指导:指导患者劳逸结合。血压控制后可从事日常生活工作,提倡有氧锻炼,避免劳累、情绪激动、精神紧张等。

(2)饮食指导:指导患者饮食均衡,限制钠盐,保证钾、钙摄入,多食蔬菜水果,保持大便通畅,戒烟限酒。

(3)疾病知识指导:向患者及家属解释引起原发性高血压的生理、心理、社会因素及高血压对机体的危害,了解控制血压的重要性和终身治疗的必要性。教会患者及家属正确测量血压的方法,每次就诊携带记录,作为医生调整药量或选择用药的依据。

(4)用药指导:强调长期药物治疗的重要性;告知有关降压药物的名称、剂量、用法、作用及不良反应,并提供书面材料;嘱患者必须遵医嘱服药,不可随意增减药量或擅自停药。服药期间注意药物的不良反应,学会自我观察及护理;同时指导患者和家属正确保管药物的方法。

(5)病情监测:教会患者及家属自测血压的方法,并定期门诊复查。低危或中危者,每1～3 个月随诊 1 次;高危者,至少每个月随诊 1 次。

第四节　继发性高血压

一、概述

继发性高血压是指其他疾病或原因引起的高血压,占所有高血压患者的 $5\%\sim10\%$。

二、病因

常见病因为肾实质性、肾血管性高血压、内分泌性和睡眠呼吸暂停综合征等,由于精神、心理问题而引发的高血压也可以见到。

三、临床表现

继发性高血压患者的临床表现主要是有关的原发系统性疾病的症状和体征,高血压仅是其中的一个症状。但有时也可由于其他症状和体征不甚显著而使高血压成为主要的临床表现。继发性高血压本身的症状、体征和临床过程与高血压病类似。但在不同病因的高血压中,可各有自身的特点。

四、辅助检查

(一)实验室检查

1.血常规

红细胞和血红蛋白一般无异常,急进型高血压时可有 Coomb's 试验阴性的微血管病性溶血性贫血,伴畸形红细胞、血液黏度增加。

2.尿常规

早期患者尿常规正常,肾浓缩功能受损时尿比重逐渐下降,可有少量蛋白、红细胞,偶见管型。随肾脏病变进展,尿蛋白量增多。良性肾硬化者如 24h 尿蛋白在 1g 以上时,提示预后差,红细胞和管型亦可增多,管型主要为透明和颗粒管型。

3.肾功能

早期患者检查并无异常,肾实质受损到一定程度时,血尿素氮、血肌酐开始升高;成人肌酐 $>114.3\mu$mol/L,老年人和妊娠者 $>91.5\mu$mol/L 时提示有肾损害,酚红排泄试验、内生肌酐清除率等可低于正常。

4.其他检查

可见有血清总胆固醇、三酰甘油、低密度脂蛋白胆固醇增高和高密度脂蛋白胆固醇、载脂蛋白 A_1 降低;部分患者血糖升高和高尿酸血症;部分患者血浆肾素活性、血管紧张素 Ⅱ 的水平升高。

(二)特殊检查

1.X 线胸部检查

X 线胸部检查可见主动脉升部、弓部迂曲延长,其升部、弓部或降部可扩张;高血压性心脏病时有左心室增大,有左心衰竭时左心室增大更明显,全心衰竭时则可左、右心室都增大,并有肺淤血征象;肺水肿时则见肺间质明显充血,呈蝴蝶形模糊阴影;常规摄片检查用于检查前后的对比。

2.心电图

左心室肥厚时心电图可显示左心室肥大或劳损的表现,左心室舒张期顺应性下降,左心房舒张期负荷增加,心电图可出现 P 波增宽、切凹、PV_1 的终末电势负值增大等,上述表现甚至可出现在心电图发现左心室肥大之前,可见室性早搏、心房颤动等心律失常。

3.动态血压监测

推荐以下参考标准正常值:24h 平均<130/80mmHg,白昼平均<135/85mmHg,夜间平均<125/75mmHg。正常情况下,夜间血压均值比白昼血压均值低 10%～20%。

4.超声心动图

目前认为,此项检查和 X 线胸部检查、心电图比较,超声心动图是诊断左心室肥厚最敏感、可靠的手段。

5.眼底检查

测量视网膜中心动脉压可见增高,在病情发展的不同阶段可见不同的眼底变化。

五、治疗

治疗原则为继发性高血压的治疗,主要是针对其原发疾病进行病因治疗。

继发性高血压的治疗,主要是针对其原发病。单侧肾脏病变、肾脏肿瘤、肾动脉狭窄、泌尿道阻塞、嗜铬细胞瘤、肾上腺皮质肿瘤或增生、主动脉缩窄、多发性大动脉炎、脑瘤和脑创伤等可行手术治疗,及时而成功的手术可使血压下降,甚至可完全根治。对原发病不能手术或术后血压仍高者,除采用其他针对病因的治疗外,对高血压可按治疗高血压病的方法进行降压治疗。

α 受体阻滞药酚苄明 10～30mg(开始用小剂量逐渐增加),每日 1～2 次,或合并应用 β 受体阻滞药,或用 α、β 受体阻滞药,对控制嗜铬细胞瘤的高血压有效,可在手术准备阶段或术后使用。醛固酮拮抗药螺内酯 20～40mg,每日 3 次,可用于原发性醛固酮增多症手术前的准备阶段,有利于控制血压和减少钾的排泄,对术后血压仍高或不能手术者,可长期给予螺内酯控制血压。

六、观察要点

(一)剧烈头痛

出现剧烈头痛伴恶心、呕吐,常为血压突然升高引起的高血压脑病所致,应立即让患者卧床休息,并测量血压及脉搏、心率、心律,积极协助医师采取降压措施。

(二)呼吸困难、发绀

呼吸困难、发绀为高血压引起的左心衰竭所致,应立即给予舒适的半卧位,及时给予氧气吸入。按医嘱应用洋地黄治疗。

(三)心悸

严密观察脉搏、心率、心律变化并做记录。安静休息,严禁下床,并安慰患者消除紧张情绪。

(四)水肿

晚期高血压伴心肾衰竭时可出现水肿。护理中注意严格记录出入量,限制钠盐和水分摄入。严格卧床休息,注意皮肤护理,严防压疮发生。

(五)昏迷、瘫痪

昏迷、瘫痪是由晚期高血压引起脑血管意外所引起。应注意安全护理,防止患者坠床、窒息、肢体烫伤等。

(六)其他情况

对血压持续增高的患者,应每日测量血压 2～3 次,并做好记录,必要时测立位、坐位、卧位血压,掌握血压变化规律。如血压波动过大,要警惕脑出血的发生。如在血压急剧增高的同时,出现头痛、视物模糊、恶心、呕吐、抽搐等症状,应考虑高血压脑病的发生。如出现端坐呼吸、喘憋、发绀、咳粉红色泡沫痰等,应考虑急性左心衰竭的发生。出现上述各种表现时均应立即送医院进行紧急救治。

另外,在变换体位时也应动作缓慢,以免发生意外。有些抗高血压药可引起水钠潴留,因此,需每日测体重,准确记录出入量,观察水肿情况,注意保持出入量的平衡。

七、护理要点

(一)常规护理

1.合理膳食

应给低盐、低脂肪、低热量饮食,以减轻体重。因为摄入总热量太大,超过消耗量,多余的热量转化为脂肪,身体就会发胖,体重增加,提高血液循环的需求,必定升高血压。故应鼓励患者多食水果、蔬菜,戒烟,控制酒、咖啡、浓茶等刺激性饮料。少吃胆固醇含量多的食物,对服用排钾利尿药的患者应注意补充含钾高的食物如蘑菇、香蕉、橘子等。肥胖者应限制热量摄入,控制体重在理想范围内。

2.运动与休息

早期高血压患者可参加工作,但不要过度疲劳,坚持适当的锻炼,如骑自行车、跑步、做体操、打太极拳等。要有充足的睡眠,保持心情舒畅,避免精神紧张和情绪激动,消除恐惧、焦虑、悲观等不良情绪。

晚期血压持续增高,伴有心、肾、脑病时应卧床休息。关心体贴患者,使其精神愉快,鼓励患者树立战胜疾病的信心。

3.病室环境

应整洁、安静、舒适、安全。

4.心理护理

患者多表现有易激动、焦虑及抑郁等心理特点,而精神紧张、情绪激动、不良刺激等因素均与高血压密切相关。因此,对待患者应耐心、亲切、和蔼、周到。根据患者特点,有针对性地进行心理疏导。

同时,让患者了解控制血压的重要性,帮助患者训练自我控制的能力,参与自身治疗护理方案的制订和实施,指导患者坚持长期的饮食、药物、运动治疗,将血压控制在接近正常的水平,以减少对靶器官的进一步损害,定期复查。

(二)用药观察与护理

1.用药原则

缓慢降压,从小剂量开始逐步增加剂量,即使血压降至理想水平后,也应服用维持量。老年患者服药期间改变体位要缓慢,以免发生意外。注意合理联合用药。

2.药物不良反应观察

使用噻嗪类和祥利尿药时应注意血钾、血钠的变化;用 β 受体阻滞药应注意其抑制心肌收缩力、心动过缓、房室传导时间延长、支气管痉挛、低血糖、血脂升高的不良反应;钙通道阻滞药硝苯地平的不良反应有头痛、面红、下肢水肿、心动过速;血管紧张素转换酶抑制药可有头晕、乏力、咳嗽、肾功能损害等不良反应。

第五节　扩张型心肌病

一、概述

扩张型心肌病主要特征是左心室或双心室心腔扩大和收缩功能障碍,以不明原因的心脏扩大、心力衰竭、心律失常为主要表现,是最常见的心肌病。

二、临床表现

起病缓慢。临床表现可分 3 个阶段。

(一)无症状期

患者心脏增大,ECG 有非特异性改变,左心室射血分数(EF)为 $40\% \sim 50\%$,可多年无症状或症状轻微。

(二)有症状期

心悸、呼吸困难、极度乏力等,EF 为 $20\% \sim 40\%$。

(三)疾病晚期

出现肝大、水肿、腹腔积液等充血性心力衰竭的表现。左、右心室同时受累,而右心衰竭的症状和体征较为突出。

体征可见心脏向两侧扩大,心尖部第一音减弱,常有病理性第三心音和(或)第四心音奔马律,可有相对性二、三尖瓣关闭不全的反流性杂音及左、右心衰竭和(或)全心衰竭的体征。常伴有多种心律失常。部分患者有动脉栓塞的相应体征。

三、辅助检查

(一)实验室检查

1.血液生化

淤血性肝大,见球蛋白升高,转氨酶升高,偶有心肌酶谱升高。

2.肾功能

有肾脏损害者,则有血尿素氮、血肌酐升高。

3.免疫学检查

以分离的心肌天然蛋白或合成肽做抗原,用酶联免疫吸附试验检测抗心肌肽类抗体,如抗 ADP/ATP 载体抗体、抗 β_1 受体抗体、抗肌球蛋白重链抗体、抗 M2 胆碱能受体抗体等,如明显升高则对扩张型心肌病的诊断具有较高的特异性和敏感性。

（二）特殊检查

1.胸部 X 线检查

心影普遍性增大、搏动减弱,肺淤血。

2.心电图

各种心律失常和传导阻滞,非特异性 ST 段压低,T 波倒置,低电压,部分患者可有病理性 Q 波。

3.超声心动图

左、右心室及心房扩大,以左心室更显著,弥散性室壁运动减弱,射血分数显著降低。有时心腔内可见附壁血栓。

4.放射性核素检查

心脏扩大,心脏整体收缩力减弱,射血分数降低。

5.心血管造影及心导管检查

心血管造影及心导管检查可见左心室舒张末期压,左心房压和肺毛细血管楔嵌压上升,心搏量、心脏指数低下。左心室造影可见左心室腔扩大,左心室壁运动减弱,冠状动脉造影多为正常。

6.心内膜心肌活检

心内膜心肌活检可见心肌细胞肥大、变性、间质纤维化等,虽缺乏特异性,但可用于病变的程度及预后的评价,也有助于排除其他特异性心肌疾病。

四、治疗

（1）有效控制心力衰竭和心律失常,缓解免疫介导的心肌损害,提高扩张型心肌病患者的生活质量和生存率。

（2）晚期可进行心脏移植。

五、观察要点

密切观察病情,对危重患者应监测血压、心率及心律。当出现高度房室传导阻滞时,应立即通知医师,并备好抢救用品、药物和尽快完成心脏起搏治疗前的准备,密切观察生命体征,防止猝死。

六、护理要点

（一）常规护理

1.心理护理

心肌病患者多较年轻,病程长、病情复杂,预后差,因此常产生紧张、焦虑和恐惧心理,甚至对治疗悲观失望,加重病情。所以,在护理中对患者应多关心体贴,经常鼓励和安慰,帮助其消除悲观情绪,增强治疗信心。另外,注意保持休息环境安静、整洁和舒适,避免不良刺激。对失眠者酌情给予镇静药物。

2.休息

无明显症状的早期患者可以从事轻体力工作,避免紧张劳累。心力衰竭患者经药物治疗症状缓解后可轻微活动,护士应根据病情协助患者安排有益的活动,但应避免剧烈运动。合并严重心力衰竭、心律失常及阵发性昏厥的患者应绝对卧床休息,以减轻心脏负荷及心肌耗氧量。护士应协助做好生活护理,对长期卧床及水肿患者应保持皮肤清洁干燥,注意翻身和防止压疮。

3.饮食

采取低脂、高蛋白和高维生素的易消化饮食,避免刺激性食物。少食多餐,每餐不宜过饱,以免增加心脏负担。对心功能不全者应予低盐饮食。耐心向患者讲解饮食治疗的重要性,以取得患者配合。另外,应戒除烟酒,保持大便通畅,勿用力。

(二)重点护理

(1)呼吸困难者取半卧位,予以持续吸氧,氧流量视病情酌情调节。每12~24h应更换鼻导管或鼻塞。对心力衰竭者可做血气分析,了解治疗效果。

(2)对合并水肿和心力衰竭者应准确记录24h液体摄入量和出量,限制过多摄入液体,每日测量体重。在利尿治疗期间应观察患者有无乏力、四肢痉挛及脱水表现,定时复查血电解质浓度,警惕低钾血症,必要时补钾对大量胸腔积液、腹腔积液者,应协助医师穿刺抽液,减轻压迫症状。

(3)呼吸道感染是心肌病患者心力衰竭加重的一重要诱因。护理中应注意预防呼吸道感染,尤其是季节更换和气温骤变时。对长期卧床者应定时翻身、拍背,促进排痰。此外,在心导管等有创检查前后应给予预防性抗生素治疗,预防感染性心内膜炎等。

(4)对心肌病患者,尤其是扩张型及限制型心肌病患者,应密切观察有无脑、肺和肾等内脏及周围动脉栓塞,必要时给予长期抗凝治疗。

(5)对合并心力衰竭患者的治疗和护理:值得提出的是,心脏病患者往往心肌病变广泛,对洋地黄耐受性低,易出现不良反应。因此给药需严格遵照医嘱,准确掌握剂量,密切注意洋地黄不良反应,如恶心、呕吐和黄绿视及有无室性期前收缩和房室传导阻滞等心律失常。

(三)治疗过程中的应急护理措施

1.洋地黄中毒

该病易发生洋地黄中毒,其临床表现如下。

(1)胃肠道反应:食欲下降、厌食、恶心、呕吐。

(2)神经系统症状:视物模糊、黄视、绿视、乏力、头晕。

(3)电解质紊乱:血钾降低。

(4)心血管系统:加重心力衰竭、心律失常(双向性室性早搏、室性心动过速、房室传导阻滞、期前收缩甚至心房颤动)。

具体处理措施如下。

立即停用洋地黄,补充钾盐,停用排钾利尿药,纠正心律失常。

轻度中毒者,停用本品及利尿治疗。如有低钾血症而肾功能尚好,可给予钾盐。

心律失常者可用:①氯化钾静脉滴注,对消除异位心律往往有效。②苯妥英钠,该药能与强心苷竞争性争夺 Na^+-K^+-ATP 酶,因而有解毒效应。成人用 100~200mg 加注射用水 20mL 缓慢静脉注射,如情况不紧急,亦可口服,每次 0.1mg,每日 3~4 次。③利多卡因,对消除室性心律失常有效,成人用 50~100mg 加入葡萄糖注射液中静脉注射。④心动过缓或完全房室传导阻滞有发生阿-斯综合征的可能时,可安置临时起搏器。⑤阿托品,对缓慢性心律失常可用。成人用 0.5～2mg 皮下或静脉注射。异丙肾上腺素，可以提高缓慢的心率。⑥依地酸钙钠，以其与钙螯合的作用，也可用于治疗洋地黄所致的心律失常。⑦对可能有生命危险的洋地黄中毒可经膜滤器静脉给予地高辛免疫 Fab 片段，每 40mg 地高辛免疫 Fab 片段，大约结合 0.6mg 地高辛或洋地黄毒苷。⑧注意肝功能不良时应减量。

2.动脉栓塞

该病易并发血栓形成和栓塞并发症，多数研究和观察发现，扩张型心肌病形成血栓的主要部位是左心室心尖部和两心耳，血栓脱落形成栓子，造成栓塞，栓塞并发症以肺、脑、脾和肾栓塞多见。

其临床表现为症状的轻重与病变进展的速度、侧支循环的多寡有密切关系。早期症状为间歇性跛行，远侧动脉搏动减弱或消失，后期可出现静息痛，皮肤温度明显减低、发绀，肢体远端坏疽和溃疡。急性动脉栓塞而又无侧支循环代偿者，病情进展快。表现为疼痛、苍白、厥冷、麻木、运动障碍和动脉搏动减弱和消失等急性动脉栓塞典型的症状。

(1)一般治疗：绝对卧床休息，取头高脚低位，使下肢低于心脏平面，同时密切观察患侧肢体皮肤颜色、皮肤温度、脉搏搏动的变化情况以及生命体征等。给予吸氧、解痉、镇痛，可采用氨茶碱、阿托品、吗啡、罂粟碱以解除支气管和血管痉挛及镇痛；如出现心力衰竭或休克者可酌情使用毛花苷 C、多巴胺、异丙肾上腺素及右旋糖酐 40 等。

(2)抗凝治疗：①肝素疗法。②维生素 K 拮抗剂，如醋硝香豆素（新抗凝片）或双香豆素。③溶栓治疗，除非有溶栓禁忌，应争取在短时间内应用溶栓治疗，如链激酶、尿激酶、重组组织型纤溶酶原激活剂。④外科手术治疗。

第三章　消化内科疾病的护理

第一节　急性胃炎

一、概述

急性胃炎是由各种有害因素引起的胃黏膜或胃壁的炎症。其主要病损是糜烂和出血,故常称为糜烂出血性胃炎(acute erosive and hemorrhagic gastritis)。糜烂是指黏膜破坏不穿过黏膜肌层,出血是指黏膜下或黏膜内血液外渗而无黏膜上皮破坏,常同时伴有黏膜水肿和脆弱。黏膜病理改变分为急性单纯性胃炎和急性糜烂出血性胃炎;按发病部位分为胃窦炎、胃体炎及全胃炎。

二、病因与发病机制

由化学、物理(机械的和温度的因素)、微生物感染或细菌毒素等引起,以后者较为多见。在进食被微生物和细菌毒素污染的食物引起的急性单纯性胃炎中,微生物包括沙门菌属、嗜盐杆菌、幽门螺杆菌、轮状病毒及诺沃克病毒等,细菌毒素以金黄色葡萄球菌毒素为多见。

三、临床表现

急性胃炎的临床表现常因病因不同而很不一致。因酗酒、刺激性食物引起者,多有上腹部不适、疼痛、食欲减退、恶心、呕吐等,一般不很严重。

由致病微生物及其毒素引起者,常于进食数小时或 24h 内发病,多伴有腹泻、发热和稀水样便,称急性胃肠炎。重者有脱水、酸中毒和休克等表现。体检有上腹压痛、肠鸣音亢进等。

药物及应激状态引起者常以消化道出血为主要表现,患者多有呕血和黑便,出血也可呈间歇发作,出血量大者可发生低血容量性休克。

四、实验室及其他检查

(一)实验室检查

1.血常规

如有出血,则有不同程度的贫血;如系细菌感染所致,可有白细胞计数及中性粒细胞增高。

2.粪常规

如有出血,则肉眼见黑便,大便潜血阳性;如并发腹泻,大便中可见有脓细胞和红细胞。

(二)特殊检查

胃镜及活检为确诊本病的主要方法,急诊胃镜可见多发性糜烂、出血灶、多发浅表溃疡及黏膜水肿等表现。一般出血后 24～48h 内进行该项检查,可明确本病诊断。

五、治疗

积极治疗原发病,除去可能的致病因素,注意休息,清淡饮食,抑制胃酸分泌并保护胃黏膜,纠正水、电解质失衡,对已发生上消化道大出血者,按上消化道大出血治疗原则采取综合措施治疗并进行对症处理。

六、观察要点

(1)观察出血期间监测生命体征的变化并记录。观察腹痛的性质、部位、是否有压痛及反跳痛,观察有无上消化道出血等并发症,发现异常及时告知医师,并配合处理。

(2)应观察腹痛发生的时间、部位、性质、程度,是否有发热、腹泻、呕吐等伴随症状和体征。

(3)观察患者呕吐的次数及呕吐物的性质、量。

(4)观察患者呕血与黑便的颜色、性状和量的情况。

七、护理要点

(一)常规护理

1.一般护理

(1)休息:患者要注意休息,减少活动,避免劳累。急性出血时应卧床休息。

(2)饮食:一般进无渣、温热、半流质饮食。少量出血时可给牛奶、米汤等流质饮食,以中和胃酸,利于胃黏膜的修复。呕血者应暂禁食,可静脉补充营养。

(3)环境:为患者创造整洁、舒适、安静的环境,定时开窗通风,保证空气新鲜及温、湿度适宜,使其心情舒畅。

(4)出血期间协助患者用生理盐水漱口,每日 2 次。

(5)评估:评估患者的心理状态,有针对性地疏导,解除患者的紧张情绪。

2.药物治疗的护理

观察药物的作用、不良反应、服用时的注意事项,如抑制胃酸的药物多于餐前服用、抗生素类多于餐后服用;并询问患者有无过敏史,严密观察用药后的反应;应用止泻药时应注意观察排便次数,观察粪便的颜色、性状及量,腹泻控制后及时停药;保护胃黏膜的药物多是餐前服用,个别药例外;应用解痉镇痛药,如山莨菪碱或阿托品,使用后会出现口干等不良反应,并且青光眼及前列腺增生症者禁用。保证患者每天的液体入量,根据患者情况和药物性质调节滴注速度,合理安排所用药物的前后顺序。

3.高热的护理

高热 39℃ 以上者应行物理降温,如头置冰袋或用冰水冷敷,用酒精或温水擦浴。效果不理想者遵医嘱给予解热药。对畏寒患者应注意保暖。患者退热时往往大量出汗,应及时给予更换衣裤、被盖,并进行保暖,防止湿冷受寒而上呼吸道感染。

4.消化道出血的急救与护理

(1)患者有呕血、便血等出血病史,出现面色苍白,表情淡漠,出冷汗,脉搏细数,肠鸣音亢进,应首先考虑有出血情况,严密观察血压。

(2)患者出现呕血,立即去枕平卧,头偏向一侧,绝对卧床,禁食,及时备好吸引器。

(3)立即通知值班医师或主管医师。

(4)迅速建立静脉通路(大号针头),同时验血型、交叉配血,加快患者的输液速度,如已有备血立即取血。

(5)测血压、脉搏、体温,每隔 15～30min 监测 1 次,并做好记录。

(6)给予吸氧,保持呼吸道通畅,同时注意保暖。

（7）密切观察病情变化,注意呕吐物及粪便的颜色、性质、量,做好记录。

（8）食管静脉曲张破裂出血,备好三腔二囊管,配合医师置三腔二囊管进行止血。

（9）按医嘱给予止血药及扩容药。

（10）正确记录24h出入量,必要时留置导尿,做好重症护理记录。做好心理指导,消除紧张、焦虑情绪。如经内科治疗出血不止,应考虑手术治疗,做好术前准备。

5.预防窒息及抢救护理

（1）应嘱患者呕血时不要屏气,尽量将血轻轻呕出,以防窒息。

（2）准备好抢救用品,如吸引器、鼻导管、气管插管和气管切开包等。

（3）出现窒息时立即开放气道,上开口器。

（4）立即清除口腔、鼻腔内血凝块,用吸引器吸出呼吸道内的血液及分泌物。

（5）迅速抬高患者床尾,使其成头低足高位。如患者意识清楚,鼓励用力咳嗽,并用手轻拍背部帮助支气管内淤血排出。如患者意识不清则应迅速将患者上半身垂于床边并一手托扶,另一手轻拍患侧背部。

（6）清除患者口、鼻腔内的淤血。用压舌板刺激其咽喉部,引起呕吐反射,使其能咯出阻塞于咽喉部的血块,对牙关紧闭者用开口器及舌钳协助。

（7）如以上措施不能使血块排出,应立即用吸引器吸出淤血及血块,必要时立即行气管插管或气管镜直视下吸取血块。气道通畅后,若患者自主呼吸未恢复,应行人工呼吸,给予高流量吸氧或按医嘱应用呼吸中枢兴奋药。

6.腹痛的护理

（1）明确诊断后可遵医嘱给予局部热敷、按摩、针灸,或给予镇痛药物等缓解腹痛症状,同时应安慰、陪伴患者以使其精神放松,消除紧张、恐惧心理,保持情绪稳定,以增强患者对疼痛的耐受性。

（2）非药物镇痛方法:可以用分散注意力法,如数数、谈话、深呼吸等。

（3）行为疗法:如放松技术、冥想、音乐疗法等。

7.恶心、呕吐与上腹不适的护理

（1）评估症状是否与精神因素有关,关心和帮助患者,消除紧张情绪。

（2）及时为患者清理呕吐物、更换衣物,协助患者采取舒适体位。

（3）避免不良刺激。严重呕吐患者要密切观察,及时纠正水、电解质平衡紊乱。一般呕吐物为消化液和食物时有酸臭味,混有大量胆汁时呈绿色,混有血液呈鲜红色或棕色残渣。

8.呕血、黑便的护理

（1）排除鼻腔出血及进食大量动物血、铁剂等所致呕吐物呈咖啡色或黑便。

（2）必要时遵医嘱给予输血、补液、补充血容量治疗。

（二）健康指导

1.饮食指导

（1）急性期病情较重,排便次数多,常伴呕吐,严重者会出现脱水和电解质紊乱。此时应禁食,使胃肠道彻底休息,依靠静脉输液补充水和电解质。

（2）病情较轻的患者,可饮糖盐水,补充水和盐,纠正水盐代谢紊乱。

（3）病情缓解后的恢复期,首先试食流质饮食。

（4）一般患者呕吐停止后可选用清流质软食,注意少量多餐,以每日 6～7 餐为宜。开始可给少量米汤、藕粉、杏仁霜等,待症状缓解、排便次数减少,可改为全流质食物。

（5）尽量少用产气及其他含脂肪多的食物,如牛奶及其他奶制品、蔗糖、过甜食物以及肉类。

2.心理指导

（1）解释症状出现的原因:患者因出现呕血、黑便或症状反复发作而产生紧张、焦虑、恐惧心理。护理人员应向其耐心说明出血原因,并给予解释和安慰。应告知患者,通过有效治疗,出血会很快停止,并通过自我护理和保健,可减少疾病的复发。

（2）心理疏导:耐心解答患者及家属提出的问题,向患者解释精神紧张不利于呕吐的缓解,特别是有的呕吐与精神因素有关,紧张、焦虑还会影响食欲和消化能力,而树立信心及情绪稳定则有利于症状的缓解。

（3）应用放松技术:利用深呼吸、转移注意力等放松技术,减少呕吐的发生。

3.出院指导

向患者及家属进行卫生宣传教育,本病是胃的一种急性损害,只要去除病因和诱因就能治愈,也可以防止其发展为慢性胃炎。应向患者及家属讲明病因,如是药物引起,应告诫今后禁用此药;如疾病需要必须使用,应遵医嘱配合服用制酸药以及胃黏膜保护药。指导患者饮食要有规律性,少食多餐,避免刺激性食物和对胃有损害的药物,或遵医嘱从小量开始、饭后服药;要节制烟、酒。遵医嘱坚持服药,如有不适,及时来医院就诊,并定期门诊复查。嘱患者进食要有规律,避免食生、冷、硬及刺激性食物和饮料。

第二节　慢性胃炎

一、概述

慢性胃炎(chronic gastritis)系胃黏膜的慢性炎症,胃黏膜层以淋巴细胞和浆细胞浸润为主。本病十分常见,占接受胃镜检查患者的 80％～90％,慢性胃炎的发病率随年龄增加而增加,男性多于女性。慢性胃炎根据病变部位及发病机制可分慢性胃窦炎(B 型胃炎)及慢性胃体炎(A 型胃炎),B 型胃炎主要与幽门螺杆菌感染有关,而 A 型胃炎主要由自身免疫反应引起。

二、病因与发病机制

发病机制尚未完全阐明,可能与物理、化学及生物性等有害因素长期反复作用于易感人群有关。

(一)食物与药物

浓茶、咖啡、油炸或辛辣食品及各种佐料,可促进胃液分泌,使原有胃炎者症状加重,但尚无引起慢性胃炎的直接证据。非甾体抗炎药物如阿司匹林,可引起胃黏膜糜烂,糜烂愈合后可遗留慢性胃炎。

(二)吸烟与饮酒

严重吸烟者,慢性胃炎的发病率明显上升,每天吸烟20支以上的人,40%可发生胃黏膜炎症。慢性嗜酒者多有浅表性胃炎,若不戒酒,可发展成萎缩性胃炎,但也有资料证实饮酒与胃炎没有因果关系。

(三)幽门螺杆菌(Hp)感染

胃腔中有高浓度的胃酸存在,在这种酸性条件下,普通细菌很难生长。1983年澳大利亚两位学者由胃窦部分离出Hp,此菌可抵御胃酸侵蚀,长期在胃窦部寄生。这与Hp菌体内的尿素酶分解尿素产生氨,中和了胃酸,使菌体周围呈现局部中性环境有关。目前认为慢性胃炎最主要的病因是Hp感染,研究表明慢性胃炎患者Hp感染率为90%以上,其致病机制与以下因素有关。

(1)Hp呈螺旋状,具鞭毛结构,可在黏液层中自由活动,并与黏膜上皮紧密接触,直接侵袭黏膜。

(2)Hp代谢产物(如氨)及分泌的毒素(如空泡毒素蛋白)可致炎症反应。

(3)Hp抗体可造成自身免疫损伤。

(四)免疫因素

胃黏膜萎缩伴有恶性贫血者80%~90%的血液内因子抗体为阳性,胃体萎缩性胃炎常可检测到壁细胞抗体(PCA),萎缩性胃炎常有细胞免疫功能异常,这些都说明胃炎特别是萎缩性胃炎的发生与免疫因素有关。

(五)十二指肠液反流

当幽门括约肌功能不全时,胆汁、胰液和十二指肠液反流入胃,削弱胃黏膜屏障功能,使胃黏膜遭受胃酸和胃蛋白酶的侵袭产生炎症。

(六)其他因素

遗传、缺铁性贫血、铅接触、放射线、其他细菌或肝炎病毒感染等。

慢性萎缩性胃炎多见于老年人,50岁以上者发病率达50%以上,这可能与胃黏膜一定程度退行性病变及黏液-黏膜屏障功能减低有关。慢性右心功能衰竭、肝硬化门静脉高压均可致黏膜淤血,使新陈代谢受影响而发病。

三、临床表现

病程迁延,大多无明显症状,而部分有消化不良表现,可有上腹部不适,以进餐后为甚,和无规律的隐痛、嗳气、反酸、烧灼感、食欲缺乏、恶心、呕吐等,少数可有消化道出血症状,一般为少量出血。A型胃炎可以明显表现厌食和体重减轻,也可伴贫血,在有典型恶性贫血发生时,可出现舌炎、舌萎缩周围神经病变如四肢感觉异常,特别是两足。

四、实验室及其他检查

(一)胃液分析

目前常用的为五肽胃泌素试验。慢性浅表性胃炎与B型胃炎胃酸多为正常,少数可增高或降低(如大量G细胞消失时出现)。A型胃炎胃酸降低甚至无基础胃酸,与腺体萎缩成正比。

(二)血清学检查

Ａ型胃炎血清胃泌素含量增高。血清中可测到抗壁细胞抗体(90%)和抗体内因子抗体(75%)，维生素 B_{12} 水平明显降低。Ｂ型胃炎血清胃泌素含量降低，血清70%测不到抗壁细胞抗体和抗体内因子抗体，存在者滴度低。

(三)Ｘ线钡餐造影

用气钡双重造影方法，可较清晰显示胃黏膜，但一般浅表性和萎缩性胃炎可无异常表现，因此，钡透无异常，不能完全否定胃炎。严重萎缩性胃炎者，可见黏膜皱襞变细、减少或结构紊乱。

(四)胃镜及活组织检查

胃镜及活组织检查是诊断胃炎最可靠的诊断方法。

1.浅表性胃炎

病变以胃窦部为主，呈弥散性，也可呈局限性的黏膜充血、水肿，有时有糜烂、出血，黏膜呈红白相间或花斑状，黏液分泌增多，常有灰白色或黄白色渗出物。活组织检查可见炎性细胞浸润，胃腺体正常。

2.萎缩性胃炎

病变呈弥散性，也可为局限性。黏膜呈灰白色或苍白色，黏膜红白相间、以白为主。皱襞变细、平坦，黏膜变薄，使血管分支透现。因病变分布不均，可见高低不平。胃小凹上皮增生，使黏膜表面呈颗粒状或小结节状。活组织检查除炎性细胞浸润外，主要为腺体减少或消失。

活组织标本还可做 Hp 检查，常用的有快速尿素酶试验，也可做 Giemsa 或 Warthin-Starry 染色寻找 Hp。

五、治疗

消除病因，缓解症状，控制胆道细菌感染，防止胆汁反流，纠正低胃酸及短期抗菌治疗。有癌变者可采取手术治疗。总体来说，慢性胃炎的预后较为良好，绝大多数浅表性胃炎经积极治疗可痊愈，仅有少数发展为萎缩性胃炎。

六、观察要点

(1)观察并记录患者每天进餐次数、量、品种，以了解其摄入营养能否满足机体需要。

(2)灭菌治疗时注意观察药物疗效及不良反应，如出现食欲缺乏、恶心、呕吐、腹泻等不良反应，应报告医生，进行对症处理。

七、护理要点

(一)常规护理

1.休息

指导患者急性发作时卧床休息，并可用转移注意力、做深呼吸等方法减轻疼痛。恢复期患者应避免劳累，注意劳逸结合，保证充分休息。

2.饮食

(1)急性发作时可给予少渣半流食，恢复期患者指导其服用富含营养、易消化的食物，避免食用辛辣、生冷等刺激性食物及浓茶、咖啡等饮料。

(2)嗜酒患者嘱其戒酒。

(3)指导患者加强饮食卫生,并养成良好的饮食习惯,定时进餐、少量多餐、细嚼慢咽。

(4)胃酸缺乏者可酌情食用酸性食物,如山楂、食醋等。

(5)饮食要有规律性,选择具有丰富维生素、蛋白质且易消化的食物,避免进食粗糙、辛辣、坚硬的食物;要少食多餐,避免暴饮暴食。

3.活动

病情缓解时进行适当的锻炼,以增强机体抵抗力。嘱患者生活要有规律,避免过度劳累,注意劳逸结合。

4.环境

为患者创造良好的休息环境,定时开窗通风,保证病室的温湿度适宜。

5.基础护理

除日常漱洗外,定时沐浴、洗头、剪指(趾)甲、理发、剃须、更衣。重症卧床者做床上擦浴、更衣和换被单。长期卧床者制订预防压疮的措施,定时翻身、变换体位,受压部位以温水擦拭及按摩,保持床位平整、清洁、干燥、舒适。

(二)专科护理

1.对症护理

主要是减少或避免损害胃的因素,如有胆汁反流应遵医嘱使用考来烯胺等;因其他疾病需用阿司匹林、激素、铁剂等对胃损害较大的药物时嘱患者餐后服用,或从小剂量开始;对幽门螺杆菌感染者遵医嘱使用抗菌药物。

2.药物治疗的护理

(1)抗酸分泌治疗:临床常用抑制胃酸分泌药物 H_2 受体拮抗药(如雷尼替丁、西咪替丁等)和质子泵抑制药(如奥美拉唑、泮托拉唑、雷贝拉唑等),胃溃疡质子泵抑制药的疗程一般为 6～8 周,十二指肠溃疡质子泵抑制药的服药疗程为 4～6 周,质子泵抑制药需餐前 30min 服用。

(2)保护胃黏膜治疗:胃黏膜保护药主要有硫糖铝、达喜等,达喜一般餐后 2h 嚼服。

3.病情观察

观察患者对慢性胃炎的病因、诱因的了解情况,了解患者对如何防治慢性胃炎的基本知识的掌握情况,例如,饮食方面应注意什么、为什么要戒烟酒等。有无腹痛及腹痛的性质、部位、时间、程度以及疼痛的规律性和与饮食的关系。粪便的性质、大便潜血和肠鸣音情况。有无头晕、心悸、出汗、黑便等症状,有无出血的可能。有无腹胀、嗳气、反酸、恶心、呕吐,呕吐后症状是否缓解。了解饮食、生活习惯,既往有无溃疡病史。有无紧张、焦虑等。

4.恶心、呕吐的护理

(1)协助患者采取正确体位,头偏向一侧,防止误吸。

(2)安慰患者,消除患者紧张、焦虑的情绪。

(3)呕吐后及时为患者清理,更换床单元并协助患者采取舒适体位。

(4)观察呕吐物的性质、量及呕吐次数。

(5)必要时遵医嘱给予镇吐药物治疗。

5.营养不良的护理

(1)提供可口、不油腻、高营养、易咀嚼的食物,如鱼、蛋。

(2)注意少量多餐,当患者感到恶心、呕吐时,暂停进食。

(3)预防性使用镇吐药,观察药物疗效。

(4)告诉患者减轻和预防恶心、呕吐的方法,如深呼吸、分散注意力等。

(5)指导患者进食易消化的优质蛋白,如动物瘦肉、鱼肉、蛋类、奶类,进食各种新鲜蔬菜、水果,以补充维生素类。

(6)加强口腔护理,保持口腔湿润、清洁,以增进食欲。

(7)患者进餐时,给患者充分的咀嚼、吞咽时间,喂饭速度不要快。

(8)遵医嘱给予肠道外营养,如静脉滴注复方氨基酸、脂肪乳剂。

6.腹痛的护理

(1)评估患者疼痛的部位、性质及程度。

(2)嘱患者卧床休息,协助患者采取有利于减轻疼痛的体位。

(3)可利用局部热敷、针灸等方法缓解疼痛。

(4)必要时遵医嘱给予镇痛药物。

7.活动无耐力的护理

协助患者进行日常生活活动。指导患者改变体位时动作要慢,以免发生直立性低血压。根据患者病情与患者共同制订每天的活动计划,指导患者逐渐增加活动量。

(三)健康指导

1.饮食指导

(1)注意进食具有营养的食物。多食高蛋白、高维生素食物,保证机体的各种营养素充足,防止贫血和营养不良。对贫血和营养不良者,应增加富含蛋白质和血红素铁的食物,如瘦肉、鸡肉、鱼肉、肝、猪腰等动物内脏。高维生素的食物和新鲜的蔬菜、水果,如绿叶蔬菜、番茄、茄子、红枣等。每餐最好食用 2～3 个新鲜山楂,以刺激胃液的分泌。

(2)注意饮食的酸碱平衡:当胃酸分泌过多时,可饮牛奶、豆浆,食用馒头或面包以中和胃酸,当胃酸分泌减少时,可用浓缩的肉汤、鸡汤、带酸味的水果或果汁,以刺激胃液的分泌,帮助消化,要避免引起腹部胀气和含纤维较多的食物,如豆类、豆制品、蔗糖、芹菜、韭菜等。萎缩性胃炎患者宜饮酸奶,因酸奶中的磷脂类物质会紧紧地吸附在胃壁上,对胃黏膜起保护作用,使已受伤的胃黏膜得到修复,酸奶中特有的成分乳糖分解代谢所产生的乳酸和葡萄糖醛酸能增加胃内的酸度,抑制有害菌分解蛋白质产生毒素,同时使胃免遭毒素的侵袭,有利于胃炎的治疗和恢复。

(3)当口服抗生素治疗某些炎症性疾病时,应同时饮用酸奶,既补充了营养,又避免了抗生素对人体产生的不良反应,因为酸奶中含有大量的活性杆菌,可以使抗菌药物引起的肠道菌群失调现象重新获得平衡,同时保护了胃黏膜。平时一定要把握进餐量,不能因喜好的食物而多食,一定要少食多餐,以增进营养,减轻胃部负担为原则,同时要禁忌烟酒。

2.心理指导

减轻焦虑,提供安全舒适的环境,减少患者的不良刺激。树立信心,向患者讲解疾病的病因及防治知识,指导患者如何保持合理的生活方式和去除对疾病的不利因素。可以请有过类似疾病的患者讲解采取正确应对机制所取得的良好效果。

3.出院指导

(1)向患者及家属讲解引起慢性胃炎的有关病因,指导患者如何防止诱发因素,从而减少或避免复发。

(2)保持良好的心理状态,生活要有规律,合理安排工作和休息时间,注意劳逸结合,积极配合治疗。

(3)保持乐观情绪,避免精神过度紧张、焦虑、愤怒、抑郁。

(4)加强饮食卫生和饮食营养,养成有规律的饮食习惯。

(5)嗜酒者应戒酒,防止酒精损伤胃黏膜。

(6)选择营养丰富、易于消化的食物,定时定量,少量多餐,不暴饮暴食。

(7)应以富含营养、新鲜、易消化的细软食物为主,多食植物蛋白多、维生素多的食物,避免过硬、过辣、过咸、过热、过分粗糙、刺激性强的食物及浓茶、咖啡等饮料。

(8)对胃酸缺乏者,宜选酸性食物及水果;萎缩性胃炎患者不宜多食脂肪。

(9)用餐时及用餐后2～3h应尽量少饮水,勿食过冷、过热、易产气的食物和饮料等。

(10)胃酸过多者应避免进食能刺激胃酸分泌的食物。

(11)养成细嚼慢咽的习惯,使食物和唾液充分混合,以帮助消化。

(12)避免使用对胃黏膜有刺激的药物,如阿司匹林、对乙酰氨基酚、保泰松、吲哚美辛、四环素、红霉素、泼尼松等药物,尤其在慢性胃炎活动期。必须使用时应同时服用制酸药或胃黏膜保护药。

(13)介绍药物的不良反应,本病易复发,Hp感染严重时可出现急性胃炎表现,部分病例可有癌变倾向,应嘱患者定期复查。对萎缩性胃炎要追踪观察。

(14)定期做纤维胃镜检查,轻度萎缩性胃炎1～1.5年复查1次,重度者3～6个月复查1次。

第三节　消化性溃疡

一、概述

消化性溃疡主要是指发生在胃和十二指肠球部的慢性溃疡,也可发生于食管下端、胃—空肠吻合口附近以及Meckel憩室。是由于胃、十二指肠黏膜的防卫因子削弱,攻击因子加强,使胃酸胃蛋白酶消化作用占优势,导致胃十二指肠慢性溃疡形成。其缺损超过了黏膜肌层。临床上胃溃疡(GU)和十二指肠溃疡(DU)最常见,故通常所指的消化性溃疡是指GU和DU。据我国资料,两者之比为3:1。10%～15%的消化性溃疡无症状,以GU较为多见。DU好发于青壮年。GU的发病年龄较迟,平均晚10年。消化性溃疡的发作有季节性,秋冬和冬春之交远比夏季常见。

二、病因与发病机制

病因尚不完全明了。比较明确的病因为幽门螺杆菌（Hp）感染及非甾体抗炎药（NSAID）。

（一）Hp 感染

大量研究充分证明 Hp 感染是消化性溃疡的主要病因。正常人十二指肠黏膜不能生长 Hp，但如有胃上皮化生，则能生长。十二指肠黏膜的胃上皮化生，主要是胃酸和胃蛋白酶不断刺激所致，可为 Hp 定居和感染创造条件，引起十二指肠球炎，削弱了黏膜抵抗力，然后在某种情况下发生溃疡。Hp 的毒素、有毒性作用的酶和 Hp 诱导的黏膜炎症反应均能导致胃十二指肠黏膜的损害。

（二）胃酸分泌过多

胃酸的存在是溃疡发生的决定因素，溃疡只发生于与胃酸相接触的黏膜，抑制胃酸分泌可使溃疡愈合，充分说明了胃酸的致病作用。

（三）非甾体抗炎药（NSAID）

某些药物可引起胃十二指肠黏膜损害，其中以 NSAID 最为明显。

（四）遗传因素

消化性溃疡患者一级亲属中的发病率明显高于对照人群，统计资料表明单卵双生儿中相同类型溃疡患者占 50%。遗传素质是发病因素之一。O 型血者十二指肠溃疡的发病率较其他血型高 30%～40%，近年来研究发现 O 型血者细胞表面的黏附受体有利于 Hp 的定植，提示 O 型血者消化性溃疡家族聚集现象与 Hp 感染环境因素有关，而不仅仅是遗传起作用。

（五）胃黏膜防御机制受损

正常情况下，各种食物的理化因素和酸性胃液的消化作用均不能损伤胃黏膜而导致溃疡形成，是由于正常胃黏膜具有保护功能，包括胃黏膜屏障完整性、丰富的黏膜血流、快速的细胞更新和修复、前列腺素、生长因子作用等，任何一个或几个因素受到损伤，保护性屏障便遭到破坏。

（六）环境因素

本病发病有显著的地理环境差异和季节性，长期吸烟者本病发病率显著高于对照人群，这是由于烟草能使胃酸分泌增加，血管收缩，抑制胰液和胆汁的分泌而减弱其在十二指肠内中和胃酸的能力，导致十二指肠持续酸化；使幽门括约肌张力减低，胆汁反流，破坏胃黏膜屏障。因此，长期大量吸烟不利于溃疡的愈合，容易复发。

（七）精神因素

心理因素可影响胃液分泌，如愤怒使胃液分泌增加，抑郁则使胃液分泌减少。火灾、空袭、丧偶、离婚、事业失败等因素所造成的心理影响，往往可引起应激性溃疡，或促发消化性溃疡急性穿孔。

三、临床表现

（一）腹痛

本病的主要症状。胃溃疡的疼痛部位多位于剑突下正中或偏左，十二指肠溃疡常在上腹偏右。疼痛性质可为钝痛、灼痛、胀痛甚至剧痛，或呈饥饿样不适感。十二指肠溃疡的患者约 2/3 的疼痛呈节律性（早餐后 1～3h 开始出现上腹疼痛，持续至午餐后才缓解，午餐后 2～4 小时又出现疼痛),进食缓慢,亦称空腹痛,约半数有午夜痛,患者常被痛醒。如此状况持续几周,并可反复发生。胃溃疡也可出现规律性疼痛,但餐后出现较早,亦称餐后痛,午夜痛可出现,但较十二指肠溃疡少。部分患者无上述典型疼痛,而仅表现为无规律性较含糊的上腹隐痛不适,可因并发症的发生,疼痛的性质、程度、节律也随之发生。

(二)其他

常有反酸、嗳气、恶心、呕吐等胃肠道症状,也可有失眠、多汗、脉缓等自主神经功能失调的表现。少数患者首发症状可以是呕血和黑便。

四、实验室及其他检查

(一)Hp检测

Hp的检测是消化性溃疡的常规检查项目。检查方法可分为侵入性和非侵入性。侵入性检查需在胃镜下钳取胃黏膜活组织进行检查,快速尿素酶是侵入性试验中首选的方法,操作简便,费用低。非侵入性试验主要有 ^{13}C 或 ^{14}C 尿素呼气试验($^{13}CUBT$ 或 $^{14}CUBT$)和血清学试验等。

(二)胃液分析

GU患者胃酸分泌正常或稍低于正常;DU患者则常有胃酸分泌过高,但也只见于 $1/4\sim1/3$ 病例,以基础分泌(BAO)和夜间分泌五肽胃泌素刺激的最大酸排量(MAO)为明显,其余则在正常偏高范围。胃液分析多用五肽胃泌素刺激法,因所得胃酸值与正常人多有重叠,故已不做常规应用。

(三)血清胃泌素测定

消化性溃疡时血清胃泌素较正常人稍高,DU患者餐后应答可较正常人为强,但诊断意义不大。故不应列为常规。但如怀疑有胃泌素瘤,应做此项测定。

(四)血常规

如伴有消化道出血,则有血红蛋白下降。

(五)大便潜血检查

应素食3天后收集大便检查潜血,以了解溃疡有否活动。现有采用人血红、蛋白单克隆抗体检查法,无须素食,检查更为准确而特异。

(六)特殊检查

1.胃镜及活检

胃镜及活检为确诊本病的主要方法,可见圆形、椭圆形或线形的溃疡,边缘光滑,有灰白色或灰黄色苔所覆盖,周围黏膜充血、水肿,病理证实为良性溃疡。

2.X线钡餐检查

气钡双重对比造影可以清楚显示龛影及周围黏膜情况,亦可根据检查时压痛、痉挛及激惹等间接征象协助判断,但效果远较胃镜为差,主要用于有胃镜检查禁忌证或不愿做胃镜者。

五、治疗

消除症状,促进溃疡愈合,防止复发,预防和避免并发症的发生。治疗消化性溃疡的策略是减少侵袭因素,增强胃、十二指肠黏膜的防御能力。

六、观察要点

(1)注意观察及详细了解患者疼痛的规律和特点,注意观察疼痛的部位、性质、发作规律、呕吐物及粪便颜色、性质和数量。对呕吐者应同时准确记录出入液量,并注意监测酸碱代谢和电解质变化。

(2)有出血时应每 30～60min 测量生命体征 1 次,同时进行心电监护。

严密观察出血量、呕吐物和粪便的颜色,定期测量红细胞、血红蛋白、网织红细胞计数等,以了解贫血的程度、出血是否停止等。

注意观察患者的肤色、皮肤温度、出汗情况及尿量,患者的尿量应保持在 30mL/h 以上;要准确记录出入量。区别呕血与咯血,排便必须先看后冲,正确记录尿量。

七、护理要点

(一)常规护理

1.基础生命体征观察

(1)大量出血后,多数患者在 24h 内出现低热,一般不超过 38.5℃,持续 3～5d。

(2)出血时先出现脉搏加快,再出现血压下降。

(3)注意测量坐卧位血压和脉搏(如果患者卧位改坐位血压下降＞20mmHg,心率上升＞10 次/min,提示血容量明显不足,是紧急输血的指征)。

2.活动与体位

病室环境应安静、舒适;疼痛剧烈者应给予卧床休息,避免头晕跌倒;有大出血时应绝对卧床休息,并取平卧位、下肢稍抬高,出现休克时应注意保暖,并给予氧气吸入;呕吐时头偏向一侧;床边悬挂防跌倒牌,休克患者平卧位拉起床挡。做好禁食患者的口腔护理,解释禁食的目的。

3.饮食护理

出血期禁食。关注补液量是否恰当,防止血容量不足。恢复期根据医嘱给予适当饮食,如流质、无渣半流等。饮食从流质、无渣(低纤维)半流到低纤维普食。

4.心理指导

教育患者及家属保持良好的心态,正确对待疾病,安慰鼓励患者,出血患者急需心理支持,保持情绪稳定。

(二)专科护理

1.对症护理

(1)帮助患者减少或去除加重或诱发疼痛的因素,停服非甾体抗炎药物;避免食用刺激性食物;戒除烟酒。因酒精可刺激黏膜引起损伤,烟中的尼古丁不仅能损伤黏膜,刺激壁细胞增生和胃酸分泌,还可降低幽门括约肌张力,使胆汁易反流入胃,并抑制胰腺分泌,削弱十二指肠腔内对胃酸的中和能力。

(2)如十二指肠溃疡表现空腹痛或午夜痛,指导患者在疼痛前进食制酸性食物,如苏打饼干或服用制酸药物,以防疼痛发生,也可采用局部热敷或针灸镇痛。

(3)发生并发症时应有针对性地采取相关护理措施,并通知医师,协助救治。

(4)确定有急性穿孔时,应立即禁食、禁水,留置胃管抽吸胃内容物并做胃肠减压。

（5）患者若无休克症状可将床头抬高 $35°\sim45°$，以利于胃肠漏出物向下腹部及盆腔引流，并可松弛腹肌，减轻腹痛及有毒物的吸收。

（6）迅速建立静脉通道，做好备血等各项术前准备工作。

（7）幽门梗阻频繁呕吐者需禁食、置胃管进行连续的胃肠减压。

（8）每天清晨和睡前可给 3‰氯化钠溶液或 2%碳酸氢钠溶液洗胃，加强支持疗法，静脉补液，$2000\sim3000mL/d$，以保证机体能量供给。

2.药物治疗护理

遵医嘱给患者进行药物治疗，并注意观察药效及不良反应。

（1）生长抑素及其类似物：善宁和思他宁静脉推注时需注意药物的连续性、速度，注意有无不良反应，如恶心、呕吐等。静脉推注生长抑素前需先缓慢手推 $250\mu g$，停止用药>5min 应重新手推 $250\mu g$。

（2）根除幽门螺杆菌治疗：幽门螺杆菌阳性患者，常服用杀幽门螺杆菌的三联用药：质子泵抑制药＋阿莫西林（需做青霉素皮试）＋克拉霉素。疗程一般为 7 天。

（3）保护胃黏膜治疗：胃黏膜保护药主要有硫糖铝、达喜等，达喜一般餐后 2h 嚼服。硫糖铝片只在酸性条件下有效，故对十二指肠溃疡疗效好；应在餐后 $2\sim3h$ 给药，也可与抗胆碱药同服，不能与多酶片同服，以免降低二者的效价；可有口干、恶心、便秘等不良反应。铋剂在酸性环境中才能起作用，故应餐前服用，并向患者说明服药期间粪便可呈黑色。

（4）抗酸分泌治疗：临床常用抑制胃酸分泌药物有 H_2 受体拮抗药（如雷尼替丁、西咪替丁等）和质子泵抑制药（如奥美拉唑、泮托拉唑、雷贝拉唑等），胃溃疡质子泵抑制药的疗程一般为 $6\sim8$ 周，十二指肠溃疡质子泵抑制药的服药疗程 $4\sim6$ 周，质子泵抑制药需餐前 30 分钟服用；抗酸药乳剂给药前要充分摇匀，服片剂时应嚼服；抗酸药与奶制品相互作用可形成络合物，要避免同时服用。酸性的食物及饮料不宜与抗酸药同服。氢氧化铝凝胶能阻碍磷的吸收，老年人长期服用应警惕引起骨质疏松。

H_2 受体拮抗药长期使用可导致乏力、腹泻、粒细胞减少、皮疹，部分男性患者可有乳房轻度发育等不良反应，亦可能出现头痛、头晕、疲倦等反应，治疗过程中应向患者解释并注意观察，出现不良反应时应及时告知医师；另外，这类药物口服给药，空腹吸收快，药物应在餐中或餐后即刻服用，也可将 1 天剂量 1 次在夜间服用，但不能与抗酸药同时服用；静脉给药时注意控制速度，速度过快可引起低血压和心律失常。质子泵抑制药可引起头晕，特别是用药初期，应嘱患者避免开车或做其他必须注意力高度集中的事。

3.输血护理

（1）立即配血，建立静脉通道，配合医师迅速、准确地实施输血、输液，输注速度根据病情需要而定，也可测定中心静脉压，调整输液量和速度；输血输液过程中应加强观察，防止发生急性肺水肿。

（2）遵医嘱应用止血药物和其他抢救药物，并观察其疗效和不良反应，如去甲肾上腺素可引起高血压，故有高血压的患者应慎用。

（3）向患者和家属说明安静休息有利于止血，躁动会加重出血；要关心、体贴和安慰患者，抢救工作要忙而不乱，以减轻患者的紧张情绪；要经常巡视病房，大出血和有休克时应陪伴患者,使之有一种安全感;解释各项检查、治疗措施,听取和解答患者及家属的提问,以消除他们的疑问;患者呕血和黑便后要及时清除血迹和污物,以减少对患者的不良刺激。

4.其他应急措施及护理

(1)消化道出血:

凡年龄在 45 岁以上、有长期溃疡病史反复发作者,8h 内输血 400～800mL,血压仍不见好转者或大出血合并幽门梗阻或穿孔时,需做好术前准备。

冰生理盐水洗胃法:其作用主要是利用冰生理盐水来降低胃黏膜的温度,使血管收缩,血流量减少,以达止血目的。洗胃过程中要密切观察患者腹部情况,有无急性腹痛、腹膜炎,并观察心跳、呼吸和血压的变化。

(2)活动无耐力:活动后乏力、虚弱、气喘、出汗、头晕、眼前发黑、耳鸣。注意休息,适量活动,贫血程度轻者可参加日常活动,无须卧床休息。对严重贫血者,应根据其活动耐力下降程度制订休息方式、活动强度及每次活动持续时间。增加患者的营养,提供高蛋白、高维生素、易消化饮食,必要时静脉输血、血浆、清蛋白。

(3)穿孔:应早期发现,立即禁食,补血,补液,迅速做好术前准备,置胃管给予胃肠减压,争取 6～12h 紧急手术。

(4)幽门梗阻:轻症患者可进流质饮食,重症患者需禁食、静脉补液,每日清晨和睡前准备 3％氯化钠溶液或 2％碳酸氢钠溶液洗胃,保留 1h 后排出。必要时行胃肠减压,一般连续吸引 72h,使胃得到休息,幽门部水肿消退,梗阻松解;准确记录出入量,定期复查血电解质。

(5)癌变。

(三)健康指导

1.休息与活动

保持乐观情绪。指导患者规律生活,避免过度紧张、劳累,选择适当的锻炼方式,提高机体抵抗力。向患者及家属讲解引起及加重溃疡病的相关因素。

2.用药指导

教育患者按医嘱正确服药,学会观察药物疗效及不良反应,不随便停药、减量,防止溃疡复发。指导患者慎用或勿用致溃疡药物,如阿司匹林、咖啡因、泼尼松等。若出现呕血、黑便应立即就医。

3.饮食指导

(1)进餐和少量多餐,让患者养成定时进餐的习惯,每餐不宜过饱,以免胃窦部过度扩张而刺激胃酸分泌。在病变活动期还应少量多餐,每日 4～6 餐,使胃酸分泌有规律。症状缓解后应及时恢复正常餐次饮食。

(2)忌食刺激性强的食物,机械性刺激较强的食物包括生、冷、粗、硬类(如水果、蔬菜等)以及产气性食物(如洋葱、芹菜、玉米、干果等)。化学性刺激强的食物多为产酸类或刺激胃酸大量分泌类,如浓肉汤、咖啡、油炸食物、酸辣、香料等调味品及碳酸饮料类等。应戒除烟、酒。

(3)选择营养丰富、易消化的食物。主食以面食为主,因面食较柔软、含碱、易消化,不习惯于面食者可用软饭、米粥代替。蛋白质类食物具有中和胃酸作用,适量饮用脱脂淡牛奶能稀释胃酸,宜安排在两餐之间饮用,因其钙质吸收可刺激胃酸分泌,故不宜多饮。脂肪到达十二指肠时可使小肠分泌肠抑促胃液素,抑制胃酸分泌,但又因其可使胃排空延缓而促进胃酸分泌,故应摄入适量的脂肪。协助患者建立合理的饮食习惯和结构。

4.心理指导

(1)不良的心理因素可诱发和加重病情,而消化性溃疡的患者因疼痛刺激或并发出血,易产生紧张、焦虑等不良情绪,使胃黏膜保护因素减弱、损害因素增加,导致病情加重。

(2)应为患者创造安静、舒适的环境,减少不良刺激。

(3)多与患者交谈,使患者了解疾病的诱发因素、疾病过程和治疗效果,增强治疗信心,克服焦虑、紧张心理。

(4)针对溃疡病患者临床心理特点,心理护理工作首先要重视患者的情绪变化。

(5)除了通过解释、支持、暗示等基本心理护理技术以外,应选择认知调整指导模式。

(6)要耐心倾听患者的痛苦与忧伤,了解患者的不良精神因素及各种应激。

(7)在取得患者绝对信任的基础上,指导患者调整各种不良的生活方式与饮食习惯,消除各种心理-社会压力。

例如,帮助患者建立正确的自我观念,不苛求自己,不给自己造成过重的压力;要学会放松自己,做到接受自己和喜欢自己;学会表达自己的内心感受,让别人理解自己;应适当处理自己的不良情绪,不过分压抑自己。在人际关系处理上学会顺其自然,不过分关注自己,克服以自我为中心;也不要过分地迎合别人,以致委曲求全。

5.出院指导

(1)向患者及家属讲解引起溃疡病的主要病因,以及加重和诱发溃疡病的有关因素。

(2)本病治愈率较高,但易复发,病程迁延,易出现相应并发症,故积极消除诱因、合理饮食、按时服药,对预防复发十分重要。

(3)指导患者合理安排休息时间,保证充足的睡眠,生活要有规律,避免精神过度紧张,长时间脑力劳动后要适当活动,保持良好的心态。

(4)指导患者规律进食,少量多餐,强调正确饮食的重要性。

(5)嘱患者按医嘱服药,指导患者正确服药的方法,学会观察药效及不良反应,不随便停用药物,以减少复发,尤其在季节转换时更应注意。

(6)嘱患者注意病情变化,定期复诊,及早发现和处理并发症,如上腹疼痛节律发生变化并加剧,或出现呕血、黑便应立即就医。

(7)养成排便后观察粪便的习惯。

6.随访指导

定期复诊(规则治疗1个月应复查)。若出现上腹疼痛节律发生变化或加剧等症状应及时就诊。

第四节 结核性腹膜炎

结核性腹膜炎(tuberculous peritonitis)是由结核分枝杆菌引起的慢性弥散性腹膜炎症。本病可发生于任何年龄,以中青年多见,男女之比为1∶2。

一、病因和发病机制

(一)病因

结核分枝杆菌感染腹膜是本病的根本原因,主要继发于肺结核和体内其他部位结核病。

(二)发病机制

结核性腹膜炎多数是由肠结核、肠系膜淋巴结结核、输卵管结核等蔓延而来,少数由粟粒型肺结核、骨结核等原发病灶血行播散引起,常伴结核性多浆膜炎。本病的病理特点可分为渗出、粘连、干酪三种类型,以前两型多见,但临床上常常是混合存在。

二、临床表现

多数起病缓慢,可表现为发热、乏力、消瘦、腹胀和排便习惯改变。少数起病急骤,以急性腹痛或骤起高热为主要表现。

(一)全身表现

结核毒血症状,以低热和盗汗最为常见。高热伴明显毒血症状者,主要见于渗出型、干酪型病变,或伴粟粒型肺结核、干酪样肺炎、结核性脑膜炎等重症结核患者。后期有明显的消瘦、水肿、贫血、舌炎、口角炎、维生素A缺乏症等。

(二)腹部表现

1.腹痛

粘连型常以腹痛为主,多位于脐周、下腹,有时波及全腹,呈持续性隐痛或钝痛,与腹膜炎症及伴有活动性肠结核、肠系膜淋巴结结核或盆腔结核有关,也可由肠结核急性穿孔引起。

2.腹泻与便秘

腹泻常见,一般每日不超过3～4次,粪便呈糊状,多与肠功能紊乱有关。有时腹泻与便秘交替出现。

3.腹胀

渗出型者常以腹胀为主,伴有腹部膨隆;患者腹胀程度不一,与肠功能紊乱有关。

4.腹腔积液

多为少量至中等量腹腔积液,超过1000mL时可出现移动性浊音。

5.腹部触诊

腹壁揉面感见于结核性腹膜炎。腹部压痛一般轻微,少数患者可有明显的压痛和反跳痛,常提示干酪型结核性腹膜炎。

6.腹部肿块

以脐周为主,大小不一,边缘不整,活动度小,可伴压痛,多见于粘连型或干酪型。

（三）并发症

肠梗阻常见，多发生于粘连型结核性腹膜炎患者，也可出现急性肠穿孔、肠瘘及腹腔脓肿等。

三、实验室及其他检查

1.血常规、红细胞沉降率

部分患者可有轻度至中度贫血。白细胞计数多正常，如结核病灶扩散或伴有其他感染，白细胞计数可增高。病变活动期红细胞沉降率增快。

2.结核菌素试验（OT 或 PPD）

结核菌素试验或 T-SPOT 呈强阳性反应，对本病诊断有意义。

3.腹腔积液检查

腹腔积液多为草黄色渗出液，少数为血性，偶为乳糜性，比重一般＞1.018，蛋白质含量＞30g/L，白细胞计数＞$500×10^6$/L，以淋巴细胞为主。结核性腹膜炎的腹腔积液腺苷脱氨酶（ADA）活性常增高，排除恶性肿瘤后，如测定 ADA 同工酶 ADA2 水平升高，对本病的诊断具有一定特异性。

4.腹部超声检查、CT 或磁共振

超声、CT 或磁共振可见增厚的腹膜、腹腔积液、腹腔内包块及瘘管。此外，可协助鉴别腹部包块性质。

5.X 线检查

腹部 X 线片可见到散在的钙化影，胃肠 X 线钡餐造影可发现肠粘连、肠结核、肠瘘、肠腔外肿块等征象，对本病有辅助诊断价值。

6.腹腔镜检查

一般适用于有游离腹腔积液的患者，可见腹膜、网膜、内脏表面有散在或聚集的灰白色结节，浆膜失去正常光泽，呈混浊粗糙状，组织病理检查有确诊价值。腹腔镜检查禁用于腹膜广泛粘连者。

四、诊断要点

出现下列情况应考虑本病：①中青年患者，有结核病史，伴有其他器官结核病证据；②不明原因的长期发热达 2 周以上，伴有腹痛、腹胀、腹腔积液、腹壁柔韧感或腹部包块；③腹腔穿刺有渗出性腹腔积液，以淋巴细胞为主，普通细菌培养结果阴性，ADA2 水平明显增高；④结核菌素试验或 T-SPOT 实验呈强阳性；⑤腹部 X 线片可见到散在的钙化影，胃肠 X 线钡餐造影可发现肠粘连、肠结核、肠瘘、肠腔外肿块等征象。

五、治疗原则

1.抗结核化学药物治疗

治疗仍遵循早期、联合、适量、规律、全程的原则进行。

2.腹腔穿刺放液治疗

腹腔积液过多有压迫症状时，可适量放腹腔积液以减轻症状。

3.手术治疗

对经内科积极治疗未见好转的肠梗阻、肠穿孔及肠瘘患者可选择行手术治疗。

六、常用护理诊断/问题

1.疼痛：腹痛

腹痛与结核分枝杆菌侵犯肠壁及腹膜炎症或肠梗阻有关。

2.腹泻

腹泻与溃疡型肠结核及腹膜炎所致肠功能紊乱有关。

3.营养失调：低于机体需要量

低于机体需要量与结核分枝杆菌毒性作用、消化吸收功能障碍有关。

七、护理措施

(一)一般护理

1.环境

提供安静、舒适、温湿度适宜的病房环境,保持病室空气清洁,定时开窗通风,但避免对流。

2.休息与活动

病情活动时,应卧床休息,其后视体力情况逐渐增加活动量,注意劳逸结合、保持心情舒畅。

3.饮食护理

由于结核病是一种慢性消耗性疾病,只有保证充足的营养供给,提高机体抵抗力,才能促进疾病的痊愈。因此,应向患者及家属解释营养摄入对治疗结核病的重要性,并与其共同制订饮食计划,给予足够热量、高蛋白、高维生素、易消化的食物。腹泻明显的患者应少食乳制品及富含脂肪和粗纤维的食物,以免加快肠蠕动。对于严重营养不良的患者,应协助医生进行静脉营养治疗,以满足机体代谢需要。

(二)病情观察

观察并记录患者的生命体征,同时严密观察腹痛的性质、部位及伴随症状,及时正确评估病程进展状况。观察患者腹泻的程度,注意是否出现脱水征象,发现问题及时处理。

(三)用药护理

向患者及家属介绍抗结核药的治疗知识,强调按医嘱用药、坚持全程治疗的意义,提高患者对治疗的依从性。护士需督促患者按医嘱服药。常用抗结核药物有异烟肼、利福平、链霉素、吡嗪酰胺、乙胺丁醇及对氨基水杨酸等。注意观察药物的不良反应,如异烟肼可致周围神经炎、消化道反应;利福平易导致肝损害、过敏反应;链霉素的不良反应有听力障碍、眩晕、口周麻木、肾损害、过敏反应等,应予以重视。

(四)健康指导

1.疾病预防指导

加强有关结核病的卫生宣教,肺结核患者不可吞咽痰液。提倡用公筷进餐及分餐制,牛奶及乳制品应灭菌后饮用。对肠结核患者的粪便要消毒处理,避免病原体传播。

2.治疗指导

患者应保证充足的休息与营养,生活规律,劳逸结合,保持良好的心态,以增强机体抵抗力。指导患者坚持抗结核治疗,保证足够的剂量和疗程,定期复查。学会自我监测抗结核药物的作用和不良反应,如有异常,及时复诊。

第五节　溃疡性结肠炎

溃疡性结肠炎(ulcerative colitis,UC)是一种慢性非特异性结肠炎症性疾病,病变主要位于结肠的黏膜与黏膜下层,以溃疡为主,几乎均会累及直肠,也可向近端呈连续性扩展累及整个结肠。主要症状有腹泻、脓血便、腹痛和里急后重。病程长,病情轻重不一,常炎症复发与缓解交替出现。

一、病因和发病机制

原因不明,但其发病可能与遗传、感染、环境、免疫机制异常等因素相互作用所致有关。

1.遗传

发病具有遗传倾向,一级亲属发病率显著高于普通人群。

2.感染

溃疡性结肠炎的发生和发展有多种微生物的参与,新的研究观点认为溃疡性结肠炎是针对自身正常肠道菌群的异常免疫反应性疾病。

3.环境

可能的环境因素包括饮食、吸烟、卫生条件和生活方式等。近年来溃疡性结肠炎在全球的发病持续增高,在我国已从过去的少见病成为现在的常见病,提示环境因素的重要作用。

4.免疫机制异常

各种被持续的免疫反应及免疫细胞异常激活所释放出来的炎症介质及免疫调节因子参与了肠黏膜屏障的免疫损伤。目前针对炎症反应开发的生物制剂所取得的显著疗效证实了肠黏膜免疫屏障在溃疡性结肠炎发生和发展中的重要作用。

二、临床表现

(一)症状和体征

反复发作的腹泻、黏液脓血便及腹痛是溃疡性结肠炎的主要临床症状。一般起病缓慢,少数急骤。病情轻重不一。易反复发作,发作的诱因有精神刺激、过度疲劳、饮食失调、继发感染等。

1.腹部症状

(1)腹泻:为最主要的症状,见于绝大多数患者。粪便为黏液脓血便,是活动期的重要表现。大便次数及便血的程度与病情轻重相关,轻者每日 2~4 次,粪质多呈糊状,便血较轻或无,严重者可达 10~30 次/d,粪便呈血水样,显著脓血便,甚至大量便血。病变局限于直肠或累及乙状结肠者,因直肠排空功能障碍,可偶尔表现为便秘。

(2)腹痛:疼痛性质常为阵发性痉挛性绞痛,局限于左下腹部,也可累及全腹,疼痛后可有便意,排便后疼痛可暂时缓解。重症者可有持续剧烈腹痛,如并发中毒性巨结肠或腹膜炎。

(3)里急后重和失禁:因直肠炎症刺激所致,常有骶部不适。

(4)其他:有上腹饱胀不适、嗳气、恶心、呕吐等。

2.全身症状

一般体温正常,中、重型患者活动期可有低热或中等度发热,伴有并发症或为急性暴发型患者常有高热。重症时出现全身毒血症,表现为消瘦、贫血、低清蛋白血症、水和电解质平衡紊乱。

3.肠外表现

部分患者可出现与自身免疫相关的肠外表现,如口腔黏膜溃疡、皮肤结节红斑、外周关节炎、虹膜睫状体炎等。这些肠外表现在结肠炎控制或结肠切除后可缓解或恢复。

4.体征

患者呈慢性病容,精神状态差,重者呈消瘦贫血貌。轻者仅有左下腹轻压痛,重症或暴发型患者可有明显腹胀、腹部压痛和鼓肠。若有反跳痛、腹肌紧张、肠鸣音减弱等体征,应考虑中毒性巨结肠和肠穿孔等并发症。

(二)临床分型

按病情程度可分为轻、中、重度。

1.轻度

轻度最常见,腹泻<4 次/d,便血轻或无,腹痛表现为轻度痉挛痛,无发热,血常规可正常,血沉正常。常仅累及结肠的远端部分,但也有全部结肠受累而临床上表现为轻型者。

2.中度

中度约占 1/3,介于轻度和重度之间,但可在任何时候发展为重度,甚至发生急性结肠扩张和结肠穿孔。腹泻>4 次/d,呈血性稀便,有轻度贫血和轻度或中度腹痛。

3.重度

重度少见,起病急骤,有显著的腹泻(≥6 次/d),伴重度痛性痉挛,并有明显的黏液脓血便、贫血(血红蛋白<100g/L)、红细胞沉降率增快(>30mm/h),甚至发生脱水和虚脱等毒血症征象。

三、实验室及其他检查

1.血液检查

可有贫血,活动期白细胞计数增高。红细胞沉降率增快和 C 反应蛋白水平增高是活动期的标志。重症患者可有血清蛋白下降、凝血酶原时间延长和钠、钾、氯水平降低。

2.粪便检查

粪便肉眼检查常可见血、脓和黏液,显微镜检可见多量红细胞和脓细胞,急性发作期可见巨噬细胞。粪便病原学检查可排除感染性结肠炎。

3.自身抗体

外周血中性粒细胞胞质抗体(p-ANCA)可能是特异性抗体,并有助于诊断和鉴别诊断。

4.结肠镜检查

结肠镜检查是确诊本病的最重要手段之一。可直接观察病变肠黏膜并进行活检。内镜下可见黏膜病变:①黏膜血管纹理模糊、紊乱或消失、充血、水肿等;②黏膜上有明显弥散性糜烂和多发性浅溃疡散在分布,亦可融合,表面附有脓性分泌物;③慢性病变表现为黏膜粗糙、呈细颗粒状,也可见假息肉形成,结肠袋变钝或消失。

5.X线钡剂灌肠检查

可见黏膜粗乱或有细颗粒改变,也可呈多发性小龛影或小的充盈缺损,有时病变肠管缩短,结肠袋消失,肠壁变硬,可呈铅管状。重型或暴发型一般不宜做此检查,以免加重病情或诱发中毒性巨结肠。

四、诊断要点

1.有持续或反复发作性腹泻和黏液脓血便、腹痛、里急后重,伴有(或不伴)不同程度全身症状。

2.排除急性自限性结肠炎、阿米巴痢疾等感染性结肠炎及结肠克罗恩病、缺血性肠炎等疾病。

3.具备结肠镜检查改变中至少1项且符合黏膜活检组织学特征。

五、治疗原则

1.一般治疗

在急性发作期或病情严重时均应卧床休息,饮食以易消化、富于营养、热量充足、富含多种维生素的软食为主。

2.药物治疗

(1)5-氨基水杨酸(5-ASA):5-ASA通过抑制肠黏膜的前列腺素合成和炎症介质白三烯的形成发挥对肠道炎症的显著抗感染作用。活动期4g/d,分4次口服。病情缓解后继续减量用药,然后以维持量继续治疗1～2年。由于5-ASA可被胃酸分解,因此通常以特定的药物形式进入肠道,包括柳氮磺吡啶(SASP)、奥沙拉秦和美沙拉嗪。SASP一般作为首选药物,适用于轻型、中型或重型经糖皮质激素治疗已有缓解者。奥沙拉秦可避免药物在小肠近段被吸收,而在结肠发挥药效,疗效与SASP相仿,不良反应少,但价格昂贵。美沙拉嗪在肠道碱性环境下释放出5-ASA,其灌肠剂适用于直肠及乙状结肠病变者,栓剂适用于病变局限在直肠者。

(2)糖皮质激素:适用于对氨基水杨酸制剂疗效不佳的轻、中型患者,特别是重型活动期患者及急性暴发型患者。

(3)免疫抑制剂:硫唑嘌呤等。

3.手术治疗

并发肠穿孔、大量或反复严重出血、肠腔狭窄并发肠梗阻、癌变或多发性息肉、并发中毒性巨结肠经内科治疗12～24h无效者可选择手术治疗。

六、常用护理诊断/问题

1.疼痛

疼痛与结肠炎症刺激、痉挛、梗阻有关。

2.腹泻

腹泻与肠道黏膜水钠吸收障碍及炎症刺激肠蠕动增加有关。

3.营养失调:低于机体需要量

低于机体需要量与长期腹泻及吸收障碍有关。

4.有体液不足的危险

体液不足与肠道炎症所致长期腹泻有关。

七、护理措施

1.一般护理

(1)休息与活动:提供安静、舒适的休息环境,劳逸结合、生活规律、保持心情舒畅。腹泻轻者注意休息,减少活动量,防止劳累,重症者应卧床休息,以减少肠蠕动,减轻腹泻。

(2)饮食护理:给予高热量、高维生素、高蛋白、低渣或无渣质软易消化饮食,少食多餐,急性期宜给予流质或无渣半流质饮食。严重者应禁食,按医嘱给予静脉营养,缓解后给予流质或半流质饮食。避免食用酒精及含咖啡因的食物或饮料,水果或果汁、高纤维蔬菜、全麦面包、红肉、人工色素等食品添加剂及其他油炸或辛辣刺激性食物可加重溃疡性结肠炎的症状,应避免或尽量少食用,忌食牛乳和乳制品。注意提供患者良好就餐环境,增进患者食欲。

(3)肛周皮肤护理:嘱患者每次便后用湿纸巾擦洗肛周,避免用力擦洗,或用清水清洗肛周,保持局部清洁干燥,必要时涂鞣酸软膏、抗生素软膏或皮肤保护膜保护肛周皮肤。

2.病情观察

腹痛者观察腹痛部位、性质及程度,发作的时间、持续时间,以及腹部体征变化。如果疼痛性质突然发生改变,伴有发热、恶心、呕吐且经对症处理疼痛反而加重者,需警惕并发症的出现,如肠梗阻、肠穿孔。腹泻者注意观察排便情况、伴随症状、全身情况及血生化指标的检测。脓血便时,应及时留取大便标本送检,排除继发性感染,防止水、电解质紊乱。病情危重者应监测生命体征变化,记录 24 小时出入量和估计便血量,为是否需要输血提供依据。

3.用药护理

(1)口服或静脉给药:遵医嘱给药并观察药物的疗效和不良反应。柳氮磺吡啶(SASP)的不良反应有恶心、呕吐、皮疹、白细胞减少、溶血反应等,应嘱患者餐后服药,服药期间定期复查血常规;应用肾上腺糖皮质激素者,要注意激素的不良反应,不可随意停药,防止反跳现象;应用硫唑嘌呤可出现骨髓抑制,注意监测白细胞计数;镇痛解痉药物如阿托品的不良反应有口干、嗜睡等,用药后多饮水,卧床休息。

(2)保留灌肠:病变在直肠、乙状结肠者,可用生理盐水 100mL 加地塞米松 5mg,做保留灌肠,每日 1～2 次。灌肠前让患者排空膀胱,灌肠时取足高左侧卧位,垫高臀部,灌肠后尽量不排便,使药液保留在肠道的时间延长。

4.心理护理

向患者解释饮食习惯和心理压力与溃疡性结肠炎的关系,为患者制订个性化的饮食计划,并主动和患者沟通交流,鼓励患者表达和探讨自身健康状态改变带来的影响,缓解其悲观和焦虑的情绪。指导患者外出如厕的技巧和方法,缓解其因如厕不便产生的羞耻想法和不安情绪。

5.健康指导

(1)疾病知识指导:由于病因不明,病情反复发作,迁延不愈,常给患者带来痛苦,尤其是排便次数的增加,给患者的精神和日常生活带来很多困扰,易产生自卑、忧虑,甚至恐惧心理。应鼓励患者树立信心,以平和的心态应对疾病,自觉配合治疗。指导患者合理休息与活动。在急性发作期或病情严重时卧床休息,缓解期适当活动,注意劳逸结合。指导患者注意饮食卫生,合理选择饮食,避免或减少加重症状的食物。

(2)用药指导:嘱患者坚持治疗,不要随意更换药物或停药。教会患者识别药物的不良反应,出现异常情况如疲乏、头痛、发热、手足发麻、排尿不畅等症状要及时就诊,以免延误病情。

第六节 肝硬化

肝硬化(hepatic cirrhosis)是一种常见的慢性肝病,为一种或多种病因长期反复作用于肝脏而造成的进行性弥散性肝损害。病理特点为广泛的肝细胞变性坏死、结节性再生、结缔组织增生,致使肝小叶结构破坏和假小叶形成,临床上以肝功能损害和门静脉高压为主要表现,晚期常出现上消化道出血、肝性脑病、继发感染等严重并发症,使患者期望寿命显著缩短。肝硬化高发年龄在 35~50 岁,男性高发,男女之比为(3.6~8):1。

一、病因和发病机制

1.病因

引起肝硬化的病因很多,在我国以病毒性肝炎所致的肝硬化为主,占 60%~80%,国外以酒精中毒多见。

(1)病毒性肝炎:主要为乙型病毒性肝炎,其次为丙型或乙型加丁型重叠感染,甲型和戊型一般不发展为肝硬化。其发病机制与肝炎病毒引起的免疫损伤有关,其演变方式主要是经过慢性肝炎,尤其是慢性活动性肝炎阶段发展而来。

(2)慢性酒精中毒:长期大量饮酒超过 5 年,折合乙醇量男性≥40g/d,女性≥20g/d,或 2 周内有大量饮酒史,折合乙醇量>80g/d。酒精及其中间代谢产物(乙醛)直接损害肝细胞引起中毒性肝损伤,使肝脏对某些毒性物质的抵抗力降低,出现肝细胞脂肪变性、肝纤维化,最终导致肝硬化。酗酒所致的长期营养失调也对肝脏起一定损害作用。

(3)营养障碍:慢性肠道疾病,食物中长期缺乏蛋白质、维生素等引起消化吸收不良导致肝细胞脂肪变性、坏死,降低了肝对致病因素的抵抗力,而肥胖、糖尿病或高三酰甘油血症等导致的脂肪肝都可发展为肝硬化。

(4)药物或化学毒物:长期服用某些药物如氨甲蝶呤、异烟肼、双醋酚丁、甲基多巴等,或长期反复接触某些化学毒物如磷、砷、四氯化碳等,可引起中毒性肝炎,最终演变为肝硬化。

(5)胆汁淤积:持续存在肝外胆管阻塞或肝内胆汁淤积时,高浓度的胆汁酸和胆红素对肝细胞有损害作用,肝细胞变性坏死,纤维组织增生,导致肝硬化。

(6)循环障碍:慢性充血性心力衰竭、缩窄性心包炎、肝静脉或下腔静脉阻塞等使肝脏长期淤血,肝细胞缺氧、坏死和结缔组织增生,最后发展为肝硬化。

(7)遗传和代谢性疾病:一些遗传或先天性酶缺陷致其代谢产物沉积于肝引起肝细胞坏死和结缔组织增生,如铁代谢紊乱所致的血色病,铜代谢紊乱所致的肝豆状核变性。

(8)免疫紊乱:自身免疫性肝炎可发展为肝硬化。

(9)日本血吸虫病:我国长江流域血吸虫病流行区多见。反复或长期感染血吸虫病者,虫卵及其毒性产物在肝脏汇管区刺激结缔组织增生,导致肝纤维化和门脉高压,称为血吸虫病性肝纤维化。

(10)隐源性肝硬化:发病原因难以确定的肝硬化,占 5%～10%。

2.发病机制

肝脏具有强大的再生能力,但当各种病因持续存在时,肝细胞发生变性或坏死,且再生的肝细胞难以恢复为正常的结构,形成无规则的结节。炎症等致病因素所致肝硬化发展的基本特征是肝细胞坏死、再生、肝纤维化和肝内血管增生、循环紊乱,具体演变过程如下。

(1)肝星形细胞被激活,细胞外基质增加,沉积于窦状隙(Disse 腔),使肝窦内皮细胞下基底膜形成,内皮细胞减少,出现肝窦毛细血管化。

(2)肝细胞广泛变性坏死,由于肝窦变狭窄、血流受阻等原因,门静脉血流受影响,肝细胞坏死加重,肝小叶纤维支架塌陷。

(3)残存肝细胞不以原支架排列再生,形成不规则结节状肝细胞团(再生结节)。

(4)汇管区和肝包膜的纤维束向肝小叶中央静脉延伸并包绕再生结节或将残留的肝小叶重新分割,形成假小叶,即典型的肝硬化组织病理形态。

(5)肝纤维化发展的同时,非正常的血管增生显著,致使肝内门静脉、肝静脉和肝动脉血管间的正常关系被破坏,出现交通吻合支,导致肝脏的血液循环障碍,是门静脉高压症的病理基础;肝硬化患者内脏血管充血使门静脉血流增加、静脉压力持续升高,更加重了肝细胞的营养障碍,促进肝硬化病理的进一步发展。

二、临床表现

肝硬化起病隐匿,病程缓慢,潜伏期可达 3～5 年或更长。临床上将肝硬化分为肝功能代偿期或失代偿期,但两期的界限有时难以区分,现分述如下。代偿期间患者症状较轻,甚至无任何不适,此期缺乏特异性,早期以乏力、食欲减退较为突出,可伴有恶心、厌油腻、腹胀、上腹不适及腹泻等。症状多呈间歇性,常因劳累而出现,经休息或治疗可缓解。患者营养状况一般或消瘦,肝脏轻度肿大,质偏硬,可有轻度压痛,脾脏轻、中度肿大。肝功能正常或轻度异常。失代偿期主要为肝功能减退和门静脉高压两大类临床表现,同时可有全身多系统症状。

(一)肝功能减退的表现

1.全身症状

一般状况与营养状况均较差,消瘦、乏力、贫血、精神不振,部分患者可有不规则低热、水肿、皮肤干枯、黄疸、维生素缺乏致夜盲、舌炎、口角炎、多发性神经炎等。

2.消化吸收不良

食欲减退为最常见症状,甚至畏食,进食后上腹饱胀不适,恶心或呕吐、腹痛、腹胀,稍进食油腻食物后腹泻等。这些症状的发生与肝硬化致门静脉高压引起胃肠道淤血水肿、消化吸收障碍和肠道菌群失调等有关。

3.出血倾向和贫血

常有鼻出血、牙龈出血、皮肤紫癜和胃肠出血等倾向,是由肝细胞合成凝血因子减少、脾功能亢进和毛细血管脆性增加所致。2/3 的患者有轻到中度贫血,主要为正细胞正色素性贫血。偶见巨幼细胞贫血与脾功能亢进、缺铁、叶酸和维生素 B_{12} 缺乏、出血等因素有关。

4.内分泌失调

肝功能减退对雌激素、醛固酮和抗利尿激素的灭活功能减退,致以上激素相对增多。

(1)性激素代谢:雌激素相对增多时,通过负反馈抑制腺垂体的分泌功能,从而影响垂体分泌促性腺激素及促肾上腺皮质激素,致雄激素和肾上腺糖皮质激素减少。雌激素与雄激素比例失调,男性出现性欲减退、睾丸萎缩、毛发脱落及乳房发育,女性出现月经失调、闭经等。部分患者出现蜘蛛痣,主要分布在面颈部、上胸、肩背和上肢等上腔静脉引流区域;手掌大、小鱼际和指腹皮肤发红称为肝掌。

(2)抗利尿激素:醛固酮及抗利尿激素相对增多致水钠潴留、水肿及促进腹腔积液形成。

(3)肾上腺皮质功能:肾上腺皮质功能减退,表现为面部和其他暴露部位皮肤色素沉着,面色黑黄,晦暗无光,称为肝病面容。

(4)甲状腺激素:血清总 T_3、游离 T_3 水平降低,游离 T_4 水平正常或偏高,但严重者可降低,且上述改变与肝病严重程度相关。

(二)门静脉高压症的表现

门静脉高压常导致脾大、脾功能亢进,胃底静脉曲张出血,腹腔积液,肝肾综合征等,是肝硬化的主要死因之一。

1.脾大、脾功能亢进

脾大、脾功能亢进是肝硬化门静脉高压较早出现的体征。门静脉高压致脾静脉压力增高,脾脏淤血致轻、中度肿大,少数患者可超过脐部。脾脏摄取肠道抗原物质刺激脾脏单核巨噬细胞增生,形成脾功能亢进,表现为对血细胞破坏增加,导致外周血常规呈白细胞减少、增生性贫血和血小板减少,患者易发生感染及出血。

2.门—腔侧支循环开放

持续的门静脉高压和代偿性脾功能亢进使门静脉内的血液回流受阻,出现肝内、外分流,使门静脉与肝静脉之间和肝外门静脉形成交通支,而闭合的门—腔静脉系统的交通支也重新开放,与腔静脉系统间形成侧支,常见的侧支循环为:

(1)食管和胃底静脉曲张:常因腹内压突然升高、粗糙食物机械损伤、胃酸反流腐蚀损伤曲张的食管、胃底静脉时,出现呕血、黑便和失血性休克等表现,是肝硬化门静脉高压最常见的并发症,且难以止血,病死率高。

(2)腹壁静脉曲张:由于脐静脉重新开放,在腹壁和脐周可见迂曲静脉,以脐为中心向上、下腹壁延伸,血流方向亦呈放射状流向脐上和脐下。

(3)痔静脉扩张:为门静脉系的直肠上静脉与下腔静脉系的直肠中、下静脉吻合扩张形成,常因大便干结难排或腹内压升高时破裂引起便血。

(4)腹膜后吻合支曲张:门静脉高压时,腹膜后门静脉与下腔静脉间细小分支增多和曲张来缓解门静脉高压。

(5)脾肾分流:门静脉的属支脾静脉、胃静脉等可与左肾静脉沟通,形成脾肾分流。

3.腹腔积液

腹腔积液是肝硬化失代偿期最突出的临床表现,是肝功能减退和门静脉高压的共同结果。腹腔积液患者常有腹胀,大量腹腔积液表现为腹部膨隆,形似蛙腹,严重时可形成腹疝,或使横膈运动受限,从而出现呼吸困难和心悸。腹腔积液形成的因素如下。

(1)门静脉压力增高:使腹腔脏器毛细血管床静水压增高,组织间液回吸收减少而漏入腹腔,是腹腔积液形成的决定性因素。

(2)有效循环血容量不足致肾血流量减少,肾小球滤过率降低,排钠和排尿量减少。

(3)低清蛋白血症:肝功能减退使清蛋白合成减少及蛋白质摄入和吸收障碍,当血浆清蛋白水平低于30g/L时,血浆胶体渗透压降低,血管内液外渗。

(4)肝脏对醛固酮和抗利尿激素灭活作用减弱,导致抗利尿激素及继发性醛固酮增多,引起水钠重吸收增加。

(5)肝淋巴液生成过多:肝静脉回流受阻时,肝内淋巴液生成增多,超过胸导管引流的能力,肝窦内压增高,使大量淋巴液自肝包膜和肝门淋巴管渗出至腹腔,参与腹腔积液形成。

(三)并发症

1.上消化道出血

上消化道出血是常见并发症,主要由食管-胃底静脉曲张破裂所致,多突然发生大量呕血或黑便,常导致出血性休克或诱发肝性脑病,病死率高。其他常见原因包括消化性溃疡、急性出血性糜烂性胃炎和门静脉高压性胃病。

2.胆石症

约30%的肝硬化患者发生胆结石,且其发生率随着肝功能失代偿程度加重而升高。肝硬化胆石症发生率无性别差异,胆囊和肝外胆管结石比较常见。

3.感染

肝硬化患者抵抗力低,易并发自发性细菌性腹膜炎、胆道感染、肺部感染、肠道及尿路感染等。自发性细菌性腹膜炎系肠道内细菌异常繁殖,通过肠壁或侧支循环进入腹腔引起,致病菌多为革兰氏阴性杆菌,起病缓慢者常表现为低热、腹痛、腹胀或腹腔积液持续不减,病情进展快速者腹痛明显、腹腔积液迅速增长,重者出现中毒性休克等。体检示轻重不等的全腹压痛和腹膜刺激征,腹腔积液可培养出致病菌。

4.门静脉血栓形成

由门静脉血流瘀滞所致,是肝硬化常见的并发症,特别是脾切除术后患者。血栓形成缓慢且局限于门静脉左、右支或肝外门静脉时,因侧支循环丰富可无明显症状,常在影像学检查时发现。急性进展者可表现为突发剧烈腹痛、脾大、顽固性腹腔积液、消化道出血等症状。

5.肝肾综合征

严重门静脉高压使体循环血容量明显不足,且肝脏不能灭活扩血管物质引起体循环血管扩张,肾脏灌注不足,因此出现肾衰竭,其临床特征为:肝硬化腹腔积液的基础上出现少尿或无尿及氮质血症。肾脏无实质性病变,属于功能性肾衰竭。急进型患者少见,但病死率高。

6.肝肺综合征

由肺内血管扩张和动脉血氧合功能障碍所致的低氧血症,临床表现为肝硬化伴呼吸困难、发绀和杵状指(趾)。

7.电解质和酸碱平衡紊乱

低钠血症是长期钠摄入不足、抗利尿激素增多、长期利尿和大量放腹腔积液等所致。低钾、低氯血症与代谢性碱中毒是由摄入减少、呕吐、腹泻、长期利尿等引起,易诱发肝性脑病。

8.肝性脑病

肝性脑病是本病最严重的并发症,也是最常见的死亡原因。

9.原发性肝癌

肝硬化患者在短期内肝脏迅速增大、持续性肝区疼痛、肝表面发现肿块或腹腔积液增多且呈血性等情况时,应考虑原发性肝癌可能,并做进一步检查。

三、实验室及其他检查

1.血常规

代偿期多正常,失代偿期常有不同程度的贫血,为正细胞正色素性贫血。脾功能亢进时白细胞和血小板计数减少,后者是出现门静脉高压的早期信号。

2.尿常规

代偿期一般无异常。有黄疸时尿中会出现胆红素,可有尿胆原增加。

3.肝功能试验

代偿期肝功能试验多正常或轻度异常。失代偿期血清总蛋白正常、降低或增高,但清蛋白降低、球蛋白水平升高,清蛋白/球蛋白比例降低或倒置。转氨酶水平常有轻、中度增高,以丙氨酸氨基转移酶(ALT)水平增高明显,肝细胞严重坏死时天门冬氨酸氨基转移酶(AST)活力常高于 ALT,凝血酶原时间延长。

4.免疫功能检查

血清 IgG 显著增高,T 淋巴细胞数低于正常;部分患者可出现抗核抗体等非特异性自身抗体;病毒性肝炎肝硬化者,乙型、丙型或乙型加丁型肝炎病毒标记可呈阳性反应。

5.腹腔积液检查

多为漏出液,如并发自发性腹膜炎、结核性腹膜炎时,则为渗出液。腹腔积液呈血性应高度怀疑癌变,应做细胞学检查。

6.影像学检查

食管静脉曲张时行食管吞钡 X 线检查示虫蚀样或蚯蚓状充盈缺损,纵行黏膜皱襞增宽,胃底静脉曲张时见菊花样充盈缺损。CT 和 MRI 检查可显示早期肝大,晚期肝左、右叶比例失调,右叶萎缩,左叶增大,肝表面不规则,脾大,腹腔积液。腹部超声显像亦可显示肝大小、外形改变和脾大。

7.内镜检查

胃镜检查可直接观察有无静脉曲张及其部位和程度,阳性率较 X 线检查高。并发上消化道出血时,胃镜检查可判明出血部位和病因,并可进行止血治疗。腹腔镜检查可直接观察肝外形、表面、色泽、边缘及脾等改变,还可对病变明显处做穿刺活组织检查,对鉴别肝硬化、慢性肝炎和原发性肝癌及明确肝硬化的病因很有帮助。

8.肝穿刺活组织检查

若见有假小叶形成,可确诊为肝硬化。

四、诊断要点

诊断肝硬化时应尽可能寻找病因,进行对因治疗。肝功能减退和门静脉高压的同时存在是诊断肝硬化的证据,应包括对二者临床表现和实验室检查的综合评估。肝硬化影像学所见有助于做出诊断。当上述方面证据均不充分时,可进行肝活检,所见假小叶形成时可建立诊断。

五、治疗原则

肝硬化应采取综合治疗使病情缓解并延长其代偿期。针对病因治疗,注意休息和饮食;代偿期患者可服用抗纤维化的药物(如秋水仙碱)及中药,不宜滥用护肝药,避免使用对肝脏有损害的药物;失代偿期患者主要是对症治疗、改善肝功能和防治并发症;有手术适应证者进行手术治疗。

1.腹腔积液的治疗

(1)一般治疗:卧床休息、加强营养及支持治疗。限制水钠摄入,部分少量腹腔积液患者可发生自发性利尿,使腹腔积液消退。

(2)非选择性β受体阻滞剂:常用于肝硬化门脉高压初期,可防止进一步引起内脏及周围血管扩张,降低门静脉压力。

(3)利尿剂:是目前临床应用最广泛的治疗腹腔积液的方法。常用保钾利尿剂有螺内酯和氨苯蝶啶,排钾利尿剂有呋塞米和氢氯噻嗪。常联合使用保钾及排钾利尿剂,如螺内酯100mg 联合呋塞米 40mg。利尿效果不佳时可酌情配合静脉输入清蛋白。利尿速度过快可诱发肝性脑病。

(4)提高血浆胶体渗透压:静脉输注血浆、清蛋白、新鲜血,不仅能促进腹腔积液消退,还可提高机体一般状况,改善肝功能。

(5)难治性腹腔积液:通过大量放腹腔积液加输入清蛋白、腹腔积液浓缩回输和经颈静脉肝内门体分流术(transjugular intrahepaticportosystemic shunt,TIPS)可治疗难治性腹腔积液。

2.手术治疗

各种分流、断流术和脾切除术等可降低门静脉高压,肝移植术是各种原因引起的晚期肝硬化的最佳治疗方法。

六、常用护理诊断/问题

1.营养失调:低于机体需要量

低于机体需要量与肝功能减退、门静脉高压引起食欲减退、消化和吸收障碍有关。

2.体液过多

体液过多与肝功能减退、门静脉高压引起钠、水潴留和低蛋白血症等有关。

3.活动无耐力

活动无耐力与肝硬化所致营养不良、大量腹腔积液有关。

4.潜在并发症

上消化道出血、肝性脑病、肝肾综合征。

七、护理措施

1.一般护理

(1)休息与活动:休息可减轻患者能量消耗,减轻肝脏代谢的负担,增加肝脏的血流量,有助于肝细胞修复。代偿期患者应减少活动量,可参加轻体力劳动,失代偿期患者应以卧床休息为主。

(2)饮食护理:肝硬化患者的饮食原则为高热量、高蛋白、高维生素、低脂肪、易消化饮食,严禁饮酒,限制动物脂肪摄入,并根据病情变化及时更改。热量以糖类为主;蛋白质是肝细胞修复和维持血清蛋白正常水平的重要物质基础,应保证其摄入量,1~1.5g/(kg·d),以鸡蛋、牛奶、鱼、鸡肉、猪瘦肉为主,但血氨水平偏高者应限制或禁食蛋白质,病情好转后逐渐增加蛋白质摄入量,但应以植物蛋白为主;有食管静脉曲张者应禁食坚硬、粗糙、带刺及辛辣煎炸食物,如糠皮、甲壳、鱼肉、排骨、辣椒、油条等,药物应磨成粉末,食物应以软食、菜泥、肉末、汤类为主,进食时应细嚼慢咽,吞下食团宜小且外表光滑,以防损伤曲张的食管胃底静脉导致出血。必要时遵医嘱予静脉营养,如高渗葡萄糖液、复方氨基酸等。

(3)加强皮肤的护理:保持床铺干燥、平整。指导和协助患者定时变换体位,臀部、足部及其他水肿部位可用棉垫,并给予热敷和按摩,预防压疮的发生。患者因皮肤干燥、水肿、黄疸时出现皮肤瘙痒,又因长期卧床等因素,易发生皮肤破损和继发感染。沐浴时应避免水温过高,勿用有刺激性的皂类和浴液,沐浴后可使用性质柔和的润肤品,黄疸患者皮肤瘙痒时,外用炉甘石洗剂止痒,嘱患者不搔抓皮肤以免引起皮肤破损、出血和感染。

(4)病情观察:准确记录24h出入量,定期测腹围和体重,观察腹腔积液消长情况。密切监测血清电解质和酸碱变化。注意有无呕血、黑便,有无精神异常,有无腹痛、腹胀、发热及短期内腹腔积液迅速增加,有无少尿、无尿等表现,及时发现并发症。

2.腹腔积液患者的护理

(1)体位:轻度腹腔积液尽量取平卧位,以增加肝肾血流量,改善肝细胞的营养,提高肾小球滤过率。大量腹腔积液患者取半卧位,以使膈下降,减轻呼吸困难和心悸,同时应避免腹内压突然剧增的因素,如剧烈咳嗽、打喷嚏、便秘等。可指导患者抬高下肢以减轻水肿;阴囊水肿者可用托带托起阴囊,以利于水肿消退。

(2)限制钠、水摄入:限制在每日500~800mg(氯化钠1.2~2.0g);进水量限制在约每日1000mL。显著低钠血症者,进水量应限制在每日500mL内。嘱患者少食高钠食物如咸肉、酱菜、酱油、罐头食品、含钠味素等,可在饮食中适量添加橘汁、食醋等,以增进食欲。

(3)用药护理:利尿前可输注清蛋白以促进腹腔积液消退。利尿速度不宜过快,每日体重减轻不超过0.5kg为宜,避免诱发肝性脑病和肝肾综合征。注意保持水、电解质和酸碱平衡。

(4)协助腹腔穿刺放腹腔积液或腹腔积液浓缩回输:对大量腹腔积液引起呼吸困难、心悸,且利尿效果不佳者可酌情放腹腔积液或腹腔积液浓缩回输,后者可减少蛋白质丢失。通过腹腔穿刺在腹腔置深静脉导管进行间断引流是肝硬化大量腹腔积液患者治疗的一种方法,术前告知患者注意事项,取得患者配合。术中注意观察有无不良反应,术毕指导患者保持穿刺局部清洁、干燥,标本及时送检。观察患者生命体征、腹腔积液量、性质和颜色,做好记录。

3.心理护理

护士应鼓励患者说出其内心感受和忧虑,给予精神上的安慰和支持。向患者及家属介绍治疗有效的病例,增加治疗信心,引导患者家属在情感上关心支持患者。对表现出严重焦虑和抑郁的患者,应加强观察并及时进行干预,以免发生意外。

4.健康指导

(1)疾病知识指导:肝硬化为慢性病程,护士应帮助患者和家属掌握本病的诱因与病因,临床表现和自我护理方法,指导患者积极治疗病毒性肝炎以防止肝硬化发生。教会患者及家属正确识别肝性脑病、上消化道大出血等并发症的先兆表现,以便及早就医治疗。

(2)生活指导:患者应保持情绪稳定,树立治病信心,保持愉快心情。保证足够的休息和睡眠,生活起居有规律,避免劳累,肝硬化代偿期可参加轻工作,失代偿期适量活动,以不加重疲劳感和其他症状为度。向患者和家属说明饮食治疗的重要意义及原则,切实遵循饮食治疗的原则和计划,严格限制饮酒和吸烟,少进食粗糙食物并防止便秘。

(3)用药指导:遵医嘱用药,如需加用药物,应征得医生同意,以免服药不当而加重肝脏负担和肝功能损害。如服用利尿剂者,应向其详细介绍所用药物的名称、剂量、给药时间和方法,并教会其观察药物疗效和不良反应,如出现软弱无力、心悸等症状可能提示低钠、低钾血症,应及时就医。

第七节　急性胰腺炎

急性胰腺炎(acute pancreatitis)是多种因素导致胰酶在胰腺内被激活后引起胰腺组织自身消化,引起水肿、出血、甚至坏死的炎症反应,是常见的急腹症之一。病情较重者可发生全身炎症反应并伴有器官功能障碍。

一、病因和发病机制
(一)病因
1.胆道疾病
胆石症、胆道感染或胆道蛔虫等胆道系统疾病是急性胰腺炎的主要病因,可导致 Oddi 括约肌水肿、痉挛,使十二指肠壶腹部出口梗阻,胆道内压力高于胰管内压力,胆汁逆流入胰管,激活胰酶引起急性胰腺炎。

2.酒精
酒精可促进胰液分泌,胰液分泌增加刺激 Oddi 括约肌痉挛、十二指肠乳头水肿,使胰管内压增高,胰液排出受阻引起急性胰腺炎。

3.胰管阻塞
胰管结石、狭窄、肿瘤或蛔虫钻入胰管等均可引起胰管阻塞,胰管内压过高使胰管小分支和胰腺泡破裂,胰液与消化酶外溢至间质引起急性胰腺炎。

4.十二指肠降段疾病
十二指肠降段疾病可直接波及胰腺的疾病,如球后穿透溃疡。

5.其他
手术与创伤、内分泌与代谢障碍、感染、药物、遗传或原因不明的特发性胰腺炎。

(二)发病机制

尽管急性胰腺炎由多种病因引起,但都具有相同的病理生理过程,即各种病因导致胰管内高压,腺泡细胞内 Ca^{2+} 水平明显升高,一系列胰腺消化酶被激活导致胰腺的自身消化;腺泡细胞损伤和多种炎性介质(肿瘤坏死因子、氧自由基、血小板活化因子等)通过增加血管通透性导致大量炎性渗出;胰腺微循环障碍致使胰腺出血、坏死。炎症在多种因素作用下被逐级放大,超过机体抗感染能力,导致机体多器官损伤和功能障碍。

二、临床表现

隐性胰腺炎的临床表现与其病因、病理类型有较大关系。临床上常根据其病理表现将其分为隐性水肿型和急性出血坏死型两大类,也可根据其临床表现及病情严重程度分为轻症急性胰腺炎、中度重症急性胰腺炎和重症急性胰腺炎。

1.症状

(1)腹痛:为本病的主要和首发症状。常于暴饮暴食或酗酒后突然发作;为持续性疼痛伴阵发性加剧,呈钝痛、钻痛、绞痛或刀割样痛;腹痛常位于中上腹,可向腰背部呈带状放射。取弯腰抱膝位可使疼痛减轻。水肿型一般 3~5d 后缓解;坏死型则持续时间较长,呈剧痛,当渗液扩散可致全腹痛。个别年老体弱者腹痛极轻微或无腹痛。

(2)恶心、呕吐和腹胀:早期为反射性,大多频繁、剧烈而持久,呕吐后腹痛无缓解,且常伴腹胀。继发腹膜后感染者腹胀更明显,甚至出现麻痹性肠梗阻。

(3)发热:多数患者有中度以上发热,持续 3~5d。若持续发热 1 周以上并伴有白细胞增多者,应考虑急性胰周液体积聚或胆道感染等。

(4)水、电解质及酸碱平衡紊乱:多有不同程度的脱水。呕吐频繁者可致代谢性碱中毒,伴低钾、低镁;重症者可有严重脱水和代谢性酸中毒。部分患者可有血糖水平升高,偶发糖尿病酮症酸中毒或高渗性昏迷。

(5)低血压和休克:多见于急性坏死性胰腺炎,少数患者可突发休克,甚至猝死。早期休克因有效循环血容量不足所致,后期因继发感染和多脏器功能障碍等因素所致。

2.体征

(1)轻症急性胰腺炎:腹部体征较轻,压痛局限于上腹部,但无腹肌紧张和反跳痛,可有肠鸣音减弱,呈轻度脱水貌。

(2)中度重症急性胰腺炎:表现介于轻症急性胰腺炎和重症急性胰腺炎之间。

(3)重症急性胰腺炎:呈急性重病面容,血压下降或测不到,尿量明显减少或无尿。患者腹肌紧张,全腹显著压痛和反跳痛,伴麻痹性肠梗阻时有明显腹胀,肠鸣音减弱或消失,可出现移动性浊音,多为血性腹腔积液。并发急性胰周液体积聚者上腹部可扪及明显压痛的肿块。少数患者因外溢的胰液沿腹膜后间隙渗到腹壁下溶解脂肪使毛细血管破裂出血,致两侧腰肋部皮肤呈暗灰蓝色,称为 Grey-Turner 征;若致脐周皮肤青紫,称为 Cullen 征。胰头炎性水肿压迫胆总管时可出现黄疸。

3.并发症

局部并发症有急性胰周液体积聚、假性囊肿、急性坏死物积聚和包裹性坏死;全身并发症有器官功能衰竭、全身炎症反应综合征、全身感染、腹腔间隔室综合征、胰性脑病等。其中器官功能衰竭是最重要的全身并发症,病死率极高。轻症急性胰腺炎不伴有器官功能衰竭或局部并发症或全身并发症,中度重症急性胰腺炎伴有短暂(48 小时内)器官功能衰竭或局部并发症或全身并发症,重症急性胰腺伴有持续器官功能衰竭(>48 小时)。

三、实验室及其他检查

1.淀粉酶测定

淀粉酶测定是最常用的诊断方法。血清淀粉酶发病后 2~12h 开始升高,48h 后开始下降,3~5d 后恢复正常,当其超过正常值上限 3 倍可诊断本病,但淀粉酶浓度与病情严重程度不成正相关。尿淀粉酶水平升高较晚,发病后 12~14h 开始升高,下降缓慢,持续 1~2 周逐渐恢复正常,但易受尿量的影响。胰源性胸、腹腔积液和胰腺假性脓肿中的淀粉酶水平常显著增高。

2.血清脂肪酶和 C 反应蛋白(CRP)测定

前者病后 24~72h 开始升高,持续 7~10d,对就诊较晚者有诊断意义,脂肪酶的高低与病情程度无确切联系。后者是组织损伤和炎症的非特异性标志物,胰腺坏死时明显升高。

3.其他血液检查

多有白细胞增多及中性粒细胞核左移。血钙水平降低(<1.5mmol/L),提示预后不良。空腹血糖持续高于 10mmol/L,提示胰腺坏死。

4.影像学检查

腹部 B 超是首选的影像学诊断方法,与腹部 CT 均可区别急性胰腺炎的类型,帮助诊断急性胰周液体积聚和假性囊肿并发症。腹部 X 线片可排除其他急腹症。

四、诊断要点

应在 48h 确诊急性胰腺炎,诊断时应具备下列 3 条中的任意 2 条:①急性、持续性中上腹疼痛;②血淀粉酶或脂肪酶超出正常值上限的 3 倍;③有典型的急性胰腺炎影像学改变。确诊后应根据器官功能和并发症的情况进一步明确急性胰腺炎的严重程度,并尽早明确病因。

五、治疗原则

急性胰腺炎治疗任务为寻找并去除病因和控制炎症,治疗原则为减轻腹痛、减少胰腺分泌、防治并发症。

1.轻症患者

经 3~5 天积极治疗可痊愈。其措施为:①禁食及胃肠减压;②静脉输液,补充血容量,维持水、电解质和酸碱平衡;③腹痛剧烈者可给予哌替啶,禁用吗啡;④抑酸治疗:常静脉给予 H_2 受体拮抗剂或质子泵抑制剂。

2.重症患者

需用综合性措施积极抢救。除上述措施外,还应:①液体复苏,原则为早期补液、晶体补液和快速补液,晶体溶液首选乳酸林格液,可减少全身炎症反应综合征的发生率;②器官功能维护,如有呼吸衰竭者给予鼻导管或面罩吸氧,氧饱和度维持在 95% 以上,有急性肾衰竭者采用连续肾脏替代疗法,上述患者应转入 ICU 严密监测病情变化;③抗感染治疗,对可能发生肠源性革兰氏阴性杆菌移位的易感人群可选择喹诺酮类、甲硝唑及第二、三代头孢菌素等抗生素;④减少胰液分泌,生长抑素能抑制胰液分泌,急性胰腺炎时,循环中生长抑素水平显著降低,可予生长抑素或其类似物奥曲肽持续静脉滴注;⑤抑制胰酶活性,仅用于重症胰腺炎的早期,常用药物有抑肽酶;⑥营养支持,早期一般采用全胃肠外营养,无肠梗阻者应尽早过渡到通过鼻腔肠管或鼻胃管输入进行的肠内营养,以增强肠道黏膜屏障。

3.外科手术治疗

主要治疗胰腺和胰周感染性坏死或解除消化道梗阻等产生的压迫症状。

六、常用护理诊断/问题

1.疼痛:腹痛

腹痛与胰腺及其周围组织炎症、水肿或出血坏死有关。

2.组织灌注量不足

组织灌注量不足与呕吐、腹膜炎等所致缺水和休克有关。

3.潜在并发症

呼吸衰竭、肾衰竭等。

七、护理措施

1.一般护理

(1)休息与活动:重症者绝对卧床休息。协助患者取弯腰、屈膝侧卧位以减轻疼痛,取半坐卧位以利于呼吸,便于腹腔渗液引流至盆腔。因剧痛辗转不安者应防止坠床。

(2)饮食护理:食物是胰液分泌的天然刺激物,短期禁食可减少胰液分泌,减轻胰腺自身消化,并可缓解呕吐和腹胀,轻症患者需禁食3～5d并予胃肠减压。患者口渴时可含漱或湿润口唇。禁食期间每日液体入量需达3000mL以上,胃肠减压时补液量应适当增加,注意维持水、电解质平衡。腹痛缓解、发热消退、白细胞计数及淀粉酶恢复正常后,可由少量无脂流质饮食开始逐渐恢复正常饮食,避免刺激性强、易产气、高脂肪及高蛋白质食物,切忌暴饮暴食和酗酒。

(3)病情观察:严密观察生命体征、意识及尿量的变化;观察腹部症状和体征的变化及胃肠减压时引流物的性质和量;观察皮肤弹性,判断脱水程度,准确记录24小时出入液量;遵医嘱定时采集标本送血、尿淀粉酶及血清脂肪酶、血钙及血糖等测定。

2.用药护理

遵医嘱用药,观察药物疗效及不良反应。药物有过敏史者及妊娠孕妇和儿童禁用。

(1)阿托品:具有解痉镇痛的作用,但不良反应有口干、心率加快、腹胀、青光眼加重及排尿困难等。

(2)西咪替丁:能显著抑制胃酸分泌,注意静脉给药时速度不宜过快,偶有血压降低、呼吸心跳停止。

(3)奥曲肽:抑制胰液分泌,需持续静脉滴注给药,用药后在注射部位可有疼痛或针刺感。

(4)抑肽酶:抑制胰酶活性,但可产生抗体,有过敏的可能。

(5)加贝酯:能广泛抑制与急性胰腺炎发展有关的蛋白酶的释放及活性,静脉点滴时速度不宜过快,防止药液外渗,多次使用时应更换注射部位,药液应新鲜配制。

3.症状体征的护理

疼痛剧烈者,在明确病因的前提下,可遵医嘱给予哌替啶,但需注意哌替啶反复使用可致成瘾。注意急性胰腺炎患者镇痛禁用吗啡,以免 Oddi 括约肌痉挛,加重病情。对发热患者进行物理降温,并观察降温效果。做好口腔、皮肤护理。

4.重症急性胰腺炎的抢救配合

出血坏死性胰腺炎虽属少见,但病情严重、进展快、并发症多,病死率高,应积极做好抢救配合工作。

(1)安置患者于重症监护病房,严密监测生命体征、神志、尿量等变化,做好记录。准备抢救用物,如静脉穿刺包、血浆、输液用物、氧气、气管切开包、辅助呼吸机及多种抢救用药等。

(2)注意给患者保暖。保持呼吸道通畅,给予氧气吸入。患者有血压下降、皮肤黏膜苍白、尿量减少、冷汗等低血容量性休克表现时,应取平卧位或休克位,注意保暖,同时,配血、备血、建立通畅的静脉通路,纠正低血压,使用升压药时应注意滴速,必要时需测中心静脉压。有急性呼吸窘迫综合征者应配合气管切开或辅助呼吸治疗。

(3)协助药物治疗,对需行外科急诊手术治疗者,应做好各项术前准备工作。

5.健康指导

(1)疾病知识指导:向患者及家属介绍本病的主要诱发因素和疾病的过程,教育患者积极治疗胆道疾病,防治胆道蛔虫病。

(2)生活指导:指导患者及家属掌握饮食卫生知识,规律进食,避免暴饮暴食。避免刺激强、产气多、高脂肪和高蛋白食物,戒除烟酒,防止复发。

第四章 神经内科疾病的护理

第一节 三叉神经痛

原发性三叉神经痛(primary trigeminal neuralgia,PTN)是一种原因未明的三叉神经分布区内闪电样反复发作的剧痛。如因脑干肿瘤、延髓空洞症等明确病因引起的称为症状性(继发性)三叉神经痛。

一、病因及发病机制

目前被广泛接受的导致三叉神经痛的原因是血管压迫。三叉神经进入脑桥处是一段长约数毫米的裸区,无髓鞘包绕,为中枢神经与周围神经的移行区,此区域易受搏动性的血管压迫,即微血管压迫或神经血管冲突致病。

二、临床表现

1.疼痛的性质和特点

突发(无先兆,如闪电)、剧烈(电击、针刺、刀割、撕裂、烧灼样)、短暂(数秒至2分钟不等),发作间期完全正常。

2.疼痛的部位

以面部三叉神经分布区内突发的剧痛为特点,以面颊部、上下颌或舌疼痛最明显。

3.疼痛有"触发点"

口角、鼻翼、颊部和舌等处最敏感,轻触即可诱发,故有"触发点"或"扳机点"之称。严重者洗脸、刷牙、说话、咀嚼都可诱发,以致不敢做这些动作。

4.病程

可呈周期性,原发性三叉神经痛者起始时发作次数较少,间歇期长,随病程进展而使发作逐渐频繁,间歇期缩短,甚至终日疼痛不止。本病可缓解,但极少自愈。

三、实验室及其他检查

颅脑CT或MRI可鉴别继发性三叉神经痛;脑干三叉神经诱发电位是评价三叉神经功能的电生理方法。

四、诊断要点

根据疼痛发作的典型症状和分布范围,不难诊断,但应注意与牙痛、偏头痛及舌咽神经痛等区别,注意鉴别原发性与继发性三叉神经痛。

五、治疗原则

迅速有效镇痛是治疗本病的关键。首选药物治疗或辅以针刺治疗,无效时可用神经阻滞疗法或手术治疗。

1.药物治疗

卡马西平为首选药物,可使 2/3 的患者疼痛缓解。苯妥英钠是二线用药,有效率 25%。其他药物有氯硝西泮、氯丙嗪、氟哌啶醇。

2.其他治疗

微血管减压术是较常用的三叉神经痛治疗方法,应用药物保守治疗效果不佳的患者,多数会采用微血管减压术治疗。亦可行三叉神经周围支无水乙醇封闭和射频热凝治疗。

六、常用护理诊断/问题

1.疼痛

疼痛与三叉神经损害有关。

2.焦虑

焦虑与疼痛反复发作有关。

七、护理措施

1.一般护理

指导患者避免诱发因素,生活规律,合理休息,适度娱乐;选择清淡、无刺激的软食,严重者进食流食;帮助患者尽可能减少刺激因素,如保持周围环境安静、室内光线柔和等。手术患者术后行去枕平卧 6 小时后实施健侧卧位,有助于减轻切口水肿。

2.病情观察

观察患者服药后疼痛的部位、性质、持续时间、发作频率、程度的变化情况,观察药物的不良反应。手术治疗患者,观察术后疼痛消失和改善情况及是否出现低颅压、听力障碍、脑脊液漏、周围性面瘫及感染等并发症。

3.疼痛护理

了解疼痛的原因与诱因;与患者讨论减轻疼痛的方法与技巧,鼓励患者通过听轻音乐、阅读书籍、运用指导式想象等转移注意力,以达到精神放松,减轻疼痛。

4.用药护理

指导患者按正确剂量服药,不随意增加或减少药量,观察药物不良反应,如卡马西平可有头晕、嗜睡、恶心、步态不稳等不良反应,偶可发生皮疹、白细胞减少、共济失调、肝损害等,严重者需停药。

5.心理护理

三叉神经痛患者会因疼痛反复发作且疼痛剧烈,导致紧张、恐惧、焦虑、抑郁等,严重影响患者的生活和工作。护理人员要加强与患者的沟通交流,耐心倾听患者的倾诉,对患者存在的生活困扰和痛苦给予安慰、同情和理解。向患者及家属介绍药物治疗及其他的治疗方法,帮助患者增强治疗的信心。

6.健康指导

帮助患者及家属掌握本病有关治疗和训练方法。洗脸、刷牙动作轻柔,吃软食,禁吃较硬的食物,以免诱发。遵医嘱合理用药,识别药物不良反应。不要随意更换药物或停药。服用卡马西平每 2 个月应检查 1 次肝功能和血常规,发现眩晕、步态不稳及皮疹时及时就医。

第二节　面神经炎面神经炎

面神经炎面神经炎(facial neuritis)或称 Bell 麻痹(Bell palsy)、特发性面神经麻痹(idio-pathic facial paralysis),是指面神经管内神经非特异性炎症引起的周围性面瘫,是一种最常见的面神经瘫痪疾病。

一、病因及发病机制

多数考虑本病由病毒感染导致神经水肿所致。由于骨性面神经管狭小,仅能容纳面神经通过,一旦面神经发生水肿,则容易受压产生神经功能阻滞致病。

二、临床表现

本病发生于任何年龄,任何季节,多见于 20～40 岁,男性多于女性。急性发病,数小时至数天达高峰。病前多有受凉史,特别是狭窄缝隙的冷风是常见诱因。

1.耳后疼痛或乳突压痛

首发症状是病侧耳后、茎突区域的疼痛,程度轻,多能忍受。

2.周围性面瘫

病后 1～2d 病变侧面部表情肌出现瘫痪,逐渐加重,可至全瘫。瘫痪明显时,额纹消失,不能皱额蹙眉,眼裂闭合不能或闭合不完全,病侧鼻唇沟浅,口角歪向健侧,不能吹口哨,不能鼓腮等;进食时患侧口角漏水,食物常滞留在唇齿之间;由于下眼睑松弛外翻,泪点外转,泪液不能正常引流而外溢。

3.Hunt 综合征

影响膝状神经节者,除上述表现外,还可出现患侧乳突部疼痛,舌前 2/3 味觉缺失,听觉过敏,耳郭与外耳道感觉减退,外耳道鼓膜疱疹。

三、实验室及其他检查

MRI 和 CT 为非常规检查,但可排除脑桥小脑角肿瘤及颅底占位等病变。面神经电生理传导检查可判断本病预后。

四、诊断要点

根据急性起病、临床表现为周围性面瘫,面神经炎的诊断不难,但需注意与吉兰-巴雷综合征、中耳炎、腮腺炎、肿瘤、脑膜炎等引起的继发性面神经麻痹相鉴别。

五、治疗原则

改善局部血液循环,减轻面神经水肿,缓解神经受压,促进功能恢复。

1.物理治疗

早期超短波深部透热治疗可减轻面神经水肿。2 周后可应用低频疗法、低频电刺激及针刺治疗刺激面肌收缩、改善循环、防止肌肉萎缩。该疗法能引起面肌痉挛,不宜病程初期用,一旦麻痹恢复立即终止。

2.药物治疗

急性期应尽早使用糖皮质激素,可用泼尼松 30mg 口服,1 次/d,或地塞米松静脉滴注

10mg/d,疗程 1 周左右,并用大剂量维生素 B_1、维生素 B_{12}肌内注射。

3.手术治疗

2～3 个月后,对自愈较差的高危患者可行面神经管减压术。

六、常用护理诊断/问题

自我形象紊乱:与面神经受损而致口角歪斜等有关。

七、护理措施

1.一般护理

充分休息,避免外出。尽量避免患侧面部吹风,禁止使用冷水洗脸。多补充高维生素食物,特别是 B 族维生素丰富的食物,以促进髓鞘生长。保持口腔清洁,及时漱口,清除口腔患侧滞留食物。眼睑闭合不全者加强眼部保护,夜间睡眠时可戴眼罩或涂抹眼膏保护角膜。

2.病情观察

观察面神经受损症状、体征的康复情况。

3.症状体征的护理

尽早开始做面肌的主动和被动运动,如对着镜子做皱眉、抬额、闭眼、龇牙、鼓腮、吹口哨等动作,每日数次,每次 5～15min,辅以面肌按摩。

4.用药护理

观察糖皮质激素的疗效及不良反应、观察抗病毒药物有无肾损害、尿量有无变化。

5.心理护理

由于患者面部形象有改变,患者担忧、焦虑、自卑,应告知患者此病的预后,细致耐心地开导,尊重患者,避免伤害患者自尊心的行为。

6.健康指导

夏季防止睡眠时狭窄缝隙的冷风直接吹入,预防感冒。用可接受的方式适当遮挡、修饰面容。坚持面肌的被动或主动运动锻炼。帮助患者了解预后,面神经电生理传导检查结果可协助判断预后。如患侧诱发的肌电动作电位波幅为健侧的 30% 或以上者,在 2 个月内可完全恢复;10%～30%需 2～8 个月恢复,可有一定程度后遗症;如为 10%以下者则需 6 个月到 1 年才能恢复,且常伴有中重度(面肌痉挛)后遗症。

第三节　急性炎症性脱髓鞘性多发性神经病

急性炎症性脱髓鞘性多发性神经病(acute inflammatory demyelinating polyneuropathy,AIDP)又称吉兰－巴雷综合征(Guillain-Barré syndrome,GBS),为急性或亚急性起病的大多可恢复的多发性脊神经根(可伴脑神经)受累的一组疾病。是一种表现为四肢对称性、弛缓性瘫痪的自身免疫病。各年龄组均可发病,以儿童、青少年、中年多见,男性发病率略高于女性,一年四季都可发病。

一、病因与发病机制

本病病因不明,2/3 病例发病前 4 周内有呼吸道或胃肠道前驱感染史,空肠弯曲菌是当前 GBS 最常见的前驱感染病原体,少数患者有手术史或疫苗接种史。多数认为本病是感染引起的细胞和体液免疫介导的迟发性自身免疫性疾病。主要病变是周围神经广泛的炎症性节段性脱髓鞘和小血管周围淋巴细胞及巨噬细胞的炎症反应。

二、临床表现

急性或亚急性起病,2 周左右达到高峰。

1.运动障碍

首发症状常为四肢对称性弛缓性无力,可自远端向近端发展或相反,亦可远、近端同时受累,并可累及躯干,严重病例可因累及肋间肌及膈肌而致呼吸麻痹。

2.感觉障碍

发病时多有肢体感觉异常,如麻木、刺痛和不适应,感觉缺乏或减退呈手套袜子样分布。

3.脑神经损害

脑神经损害以双侧周围性面瘫多见,尤其在成年人;也可有舌咽神经、迷走神经麻痹,表现为吞咽及构音困难。

4.自主神经症状

自主神经症状有多汗、皮肤潮红、手足肿胀及营养障碍。严重病例可有心动过速、直立性低血压等。

三、实验室及其他检查

1.脑脊液(CSF)检查

典型改变为细胞数正常,而蛋白质水平明显增高(为神经根的广泛炎症所致),称蛋白一细胞分离现象,为本病的重要特点。蛋白质水平增高在起病后 3 周后达到高峰。

2.肌电图

早期可见 F 波或 H 反射延迟(提示神经近端或神经根损害)。

四、诊断要点

急性或亚急性起病,病前有感染史,四肢对称弛缓性瘫痪,可有脑神经损害,常有脑脊液蛋白一细胞分离现象,可诊断。

五、治疗原则

1.对症治疗

呼吸肌麻痹是本病的主要危险,呼吸肌麻痹抢救成功与否是提高治愈率、降低病死率的关键,而呼吸机的正确使用是成功抢救呼吸肌麻痹的保证。因此,应严密观察病情,延髓支配肌肉麻痹伴饮水呛咳、呼吸困难或严重的肺部感染者,应尽早气管切开和人工辅助呼吸,保持呼吸道通畅。鼻饲营养者注意补充维生素、能量,防止电解质紊乱。

2.免疫治疗

静脉注射免疫球蛋白(IVIG)是目前国际公认的治疗 GBS 有效的免疫治疗方法。对病情进展、有可能出现呼吸肌麻痹者,尽早使用,有效率为 50%～70%。多数推荐剂量为 400mg/(kg·d),连用 5 天,总剂量 2g/kg。主要机制为抑制抗体、补体,中和自身的抗体,抑制炎症反应。

3.血浆置换(PE)疗法

可迅速清除血循环中抗周围神经髓鞘自身抗体,与 IVIG 效果相当。不良反应为低血压、出血、感染。弊端为费用高、设备昂贵。有心功能不全、严重感染、凝血功能障碍者禁忌使用。

六、常用护理诊断/问题

1.低效性呼吸形态

低效性呼吸形态与呼吸无力、神经肌肉受累、呼吸不完全有关。

2.生活自理缺陷

生活自理缺陷与肢体瘫痪有关。

3.焦虑/恐惧

焦虑/恐惧与健康状态改变、语言交流困难、运动量下降有关。

4.吞咽困难

吞咽困难与吞咽神经、迷走神经麻痹有关。

5.清理呼吸道无效

清理呼吸道无效与呼吸肌麻痹、肺部感染致分泌物增多有关。

6.潜在并发症

呼吸肌麻痹。

七、护理措施

1.一般护理

(1)保持呼吸道通畅:多数患者痰液不能自行排出,易引起窒息和肺部感染。鼓励有能力咳嗽的患者,取半坐卧位,深呼吸和有效咳嗽。对不能自主咳嗽者,床边备吸引装置,患者取侧卧位或平卧位,头偏向一侧,协助翻身、拍背或体位引流,及时清除口、鼻腔和呼吸道分泌物,必要时予雾化吸入,予以吸痰,保持呼吸道通畅。

(2)给氧:持续低流量给氧,并保持输氧管道通畅。

(3)饮食:给予高蛋白、高维生素、高热量且易消化食物,吞咽困难者饮食选用糊状,糊状食物可在口腔停留不易引起呛咳,患者取半坐位或坐位。进食如有吞咽困难、发生呛咳、无法自行饮食者给予鼻饲,保证机体足够的营养,维持正氮平衡。

2.病情观察

(1)给予心电监测,动态监测生命体征、血氧饱和度、血氧分压的变化。

(2)在疾病进展期严密观察呼吸频率、节律、深度、呼吸肌功能状况,询问患者有无胸闷、气短、憋喘等症状,当患者出现呼吸费力、出汗、口唇发绀等缺氧症状,血气分析血氧分压低于70mmHg 时,应立即报告医生,遵医嘱尽早使用人工呼吸机。

(3)气管切开的患者密切观察切开局部有无渗血,皮下有无气肿,固定气管套带松紧是否合适,给予气管切开处常规换药 1 次/d。

(4)重症 GBS 患者因为瘫痪、气管切开和机械通气,卧床时间较长,要密切观察并预防各种并发症的发生,如肺部感染、压疮、营养失调、下肢静脉血栓、肢体挛缩和肌肉失用性萎缩、便秘、尿潴留等。

(5)观察脑脊液蛋白—细胞分离随时间的变化情况。观察免疫治疗和血浆置换的效果和不良反应。

3.用药护理

应用免疫球蛋白时应注意静脉点滴的速度不宜太快,应用时观察患者有无头痛、肌痛、发热、寒战、皮疹、急性肾功能不全等过敏反应。

4.心理护理

本病发病急,病情进展快,恢复期较长,患者常产生焦虑、恐惧、失望等情绪。长期情绪低落给疾病的康复带来不利。护士应及时了解患者的心理状况,积极主动关心患者,鼓励患者积极治疗和康复锻炼。

5.健康指导

指导患者出院后按时服药,营养充分,坚持每天被动或主动的肢体锻炼。病愈后仍坚持适当的运动,加强机体抵抗力,避免受凉及感冒。

第四节　帕金森病

帕金森病(Parkinson disease,PD)又称震颤麻痹(paralysis agitans),是中老年常见的运动障碍性锥体外系疾病,以静止性震颤、肌强直、运动迟缓和步态姿势异常为特征。主要以黑质多巴胺能神经元变性缺失和路易小体形成为特征的一种慢性疾病。多数患者为50岁以后发病,男性稍多于女性。

一、病因及发病机制

1.帕金森的确切病因

至今未明,可能是多个因素相互作用的结果,如年龄老化、遗传因素、环境因素等。

(1)年龄老化:PD多见于中老年人,提示衰老与发病有关。资料表明,随年龄增长,正常成年人脑内黑质多巴胺能神经元渐进性减少,纹状体内多巴胺递质水平逐渐下降。实际上,只有当黑质多巴胺能神经元数目减少达50%以上,纹状体多巴胺含量减少达80%以上时,临床上才会出现帕金森病的运动障碍症状。正常神经系统老化并不会达到这一水平,因此,年龄老化只是PD发病的危险因素之一。

(2)遗传因素:本病在一些家族中呈聚集现象。自20世纪90年代后期第一个帕金森病致病基因α—突触核蛋白(PARK1)发现以来,目前至少有6个致病基因与家族性帕金森病相关。但帕金森病中仅5%～10%有家族史,大部分还是散发病例。遗传因素也只是PD发病的因素之一。

(3)环境因素:已发现环境中与1-甲基-4-苯基-1,2,3,6-四氢吡啶(MPTP)分子结构相类似的工业或农业毒素,如某些除草剂、杀虫剂、鱼藤酮、异喹啉类化合物等,可导致多巴胺能神经元死亡,故环境因素被认为是可能发病因素之一。

(4)其他:除以上因素外,脑外伤、吸烟、饮咖啡等因素也可能增加或降低罹患PD的危险性。吸烟与PD的发生呈负相关,这在多项研究中均得到了一致的结论。咖啡因也具有类似的保护作用。严重的脑外伤则可能增加患 PD 的风险。

2.发病机制复杂

PD 与黑质纹状体内的多巴胺(DA)含量显著减少有关。目前较公认的学说为多巴胺学说和氧化应激学说。

二、临床表现

帕金森病起病缓慢,呈进行性加重。

1.静止性震颤

约 70％的患者以震颤为首发症状,多起于一侧上肢,然后波及同侧下肢,对侧上下肢,最后累及下颌、口唇、舌及头部。震颤频率为 4～6Hz,静止时明显,随意运动过程中减轻或暂时消失,情绪激动时增强,入睡后消失。手指表现为粗大的节律性震颤("搓丸"样或数钱样动作),以掌指关节及拇指不自主震颤为显著。

2.肌强直

肌强直早期多从单侧肢体开始,患者感觉关节僵硬及肌肉发紧。当关节做被动运动时,增高的肌张力始终保持一致,而感到均匀的阻力,类似弯曲软铅管的感觉,称为铅管样强直。如患者合并有震颤,则在伸屈肢体时感到在均匀的阻力上出现断续的停顿,如齿轮转动一样,称为齿轮样强直。颈肌、躯干肌强直而使躯体呈前屈姿势,整个人比发病前变矮。

3.运动迟缓

运动迟缓表现为随意运动不能或减少,是本病致残的主要原因。患者反应慢,动作迟缓;面部表情运动少,呈"假面具脸"状;书写时手抖,并有越写越小的倾向,称为"写字过小征"。

4.步态姿势异常

由伴随主动运动的反射性姿势调节障碍所致,可出现于帕金森病的早期。患者起步困难,好像被粘在地上一样,称为冻结现象。慌张步态(festinating gait)是帕金森患者的特有体征,表现为起步困难,但一迈步后,即以极小的步伐向前冲去,越走越快,不能及时停步或转弯。患者因平衡功能减退,姿势反射消失而出现步态姿势不稳,容易跌倒,甚至发生骨折,严重影响生活质量,也是致残的原因之一。

5.非运动障碍症状

自主神经症状较普遍,如大量出汗、皮脂溢出增多、流涎、直立性低血压、顽固性便秘、排尿障碍、性功能障碍等。也可有感觉障碍,如嗅觉障碍、麻木、疼痛、痉挛、不安腿综合征等。少数有抑郁、焦虑、幻觉、淡漠、睡眠紊乱等精神症状,认知功能减退常在晚期出现。近年来人们越来越多地注意到非运动障碍症状,它们对患者生活质量的影响甚至超过运动障碍症状。

三、实验室及其他检查

血、脑脊液常规检查均正常,CT、MRI 检查无特异性改变,脑脊液和尿中高香草酸含量降低、相关基因突变、多巴胺能受体功能及多巴胺能神经元功能等检查可能对诊断有一定意义。

四、诊断要点

帕金森病的诊断主要依靠病史、临床症状及体征。其支持性诊断标准要求患者至少符合下面 8 项中的 3 项或以上才可诊断为帕金森病。

(1)单侧起病。

(2)静止性震颤。

(3)疾病逐渐进展。

(4)发病后多为持续性的不对称性受累。

(5)对左旋多巴的治疗反应非常好(70%~100%)。

(6)应用左旋多巴导致严重异动症。

(7)左旋多巴的治疗效果持续 5 年以上(含 5 年)。

(8)临床病程 10 年以上(含 10 年)。

五、治疗原则

1.综合治疗

药物治疗是帕金森病最主要的治疗手段。左旋多巴制剂仍是最有效的药物。手术治疗是药物治疗的一种有效补充。康复治疗、心理治疗及良好的护理也能在一定程度上改善症状。目前应用的治疗手段主要是改善症状,提高工作能力和生活质量,但尚不能阻止病情的进展。

2.药物治疗

目前仍以药物治疗为主。

(1)用药原则:用药宜从小剂量开始逐渐加量。以较小剂量达到较满意疗效,不求全效。用药在遵循一般原则的同时也应强调个体化。根据患者的病情、年龄、职业及经济条件等因素采用最佳的治疗方案。药物治疗时不仅要控制症状,也应尽量避免药物不良反应的发生,并从长远的角度出发尽量使患者的临床症状能得到较长期的控制。

(2)左旋多巴:复方左旋多巴目前仍是治疗帕金森病最基本、最有效的药物。临床常用多巴丝肼,应从小剂量开始,逐渐缓慢增加剂量直至获较满意疗效,不求全效。剂量增加不宜过快,用量不宜过大。餐前 1h 或餐后 1.5h 服药。

(3)抗胆碱能药物:可协助维持纹状体的递质平衡,适用于震颤明显的年轻人。如苯海索(安坦),排泄迅速、无蓄积、毒性小可长期应用。

(4)金刚烷胺:能提高左旋多巴的疗效。

(5)多巴胺受体激动剂:如溴隐亭,偶有头晕、胃肠道反应、直立性低血压、精神症状等不良反应。

3.外科手术治疗

60 岁以下,药物治疗效果不佳或不良反应严重者可尝试立体定向手术破坏丘脑腹外侧核后部,制止对侧肢体震颤;破坏其前部则可制止对侧肢体强直。但不能根治疾病,术后仍需应用药物治疗。

4.康复治疗

帕金森病患者多存在步态障碍、姿势平衡障碍、语言和(或)吞咽障碍等,可以根据不同的行动障碍进行相应的康复或运动训练。如健身操、太极拳、慢跑等运动。若能每日坚持,则有助于提高患者的生活质量,减少并发症,并能延长药物的有效期。

六、常用护理诊断/问题

1.生活自理缺陷

生活自理缺陷与震颤、肌强直、运动迟缓有关。

2.躯体活动障碍

躯体活动障碍与神经、肌肉受损,运动迟缓,姿势步态异常有关。

3.自尊低下

自尊低下与震颤、流涎、面肌强直、屈曲姿势等身体形象改变有关。

4.潜在并发症

受伤、营养不良、压力性损伤、感染。

七、护理措施

1.一般护理

(1)饮食护理:给予高热量、多维生素、低盐、低脂、适量蛋白质的易消化饮食,根据病情及时调整。吞咽困难者根据患者吞咽能力、口味需要,提供黏稠不易反流的食物,每吃一口吞咽2~3次。无法自主进食者,需及早给予鼻饲营养或辅助静脉营养。

(2)生活护理:疾病早期,患者运动功能无障碍,应鼓励自我护理。给患者足够的时间完成日常生活活动,如穿脱衣、吃饭、如厕等。保持皮肤清洁,勤换被褥、衣服。日常生活用品固定放置于患者触手可及之处。端碗、持筷有困难者,为其准备金属餐具或多提供适合用手拿取的食物。穿脱衣服,扣纽扣,系腰带、鞋带有困难者,均需给予帮助。晚期生活无法自理的患者,加强日常生活照顾,防止出现坠床、压疮、肺部感染、营养不良、肌肉萎缩等并发症。

2.病情观察

观察患者有无进行性加重的震颤、运动减少、强直和体位不稳等运动障碍和姿势平衡障碍,观察药物的不良反应,同时注意观察有无因长期卧床并发营养不良、压力性损伤、感染等情况。

3.症状、体征的护理

告知患者运动障碍的主要护理措施就是运动锻炼,锻炼的目的在于防止和推迟关节强直与肢体挛缩;与患者和家属共同制订切实可行的具体锻炼计划。

(1)疾病早期:鼓励患者坚持适当体育锻炼,如养花、下棋、散步、太极拳等。注意保持身体和关节的活动强度与最大活动范围,防止肢体挛缩、关节僵直的发生。

(2)疾病中期:①行走障碍。手杖可帮助患者限制前冲步态及维持平衡。步行时思想要放松,抬高足,跨大步伐;双臂自然摇摆,目视前方;转身时,以弧线前进,身体跟着移动。家属不要拉着患者走,只要伸出一只手牵附即可。②姿势平衡障碍。指导患者两足前后或左右分开25~30cm,训练重心向左右前后移动,做单足站立、躯干及骨盆旋转、上肢随之摆动、用足跟行走、爬行训练、向后和左右推拉等保持平衡的训练。

(3)疾病晚期:做被动肢体活动和肌肉、关节按摩,促进肢体血液循环,预防肌肉萎缩和关节僵硬。

4.用药护理

观察药物疗效和不良反应。常见的不良反应如下。

(1)左旋多巴制剂:早期有消化道反应(食欲减退、恶心、呕吐、腹痛等)、直立性低血压、失眠、精神症状(幻觉、妄想)等,长期服药后可出现运动障碍(异动症)和症状波动等。运动障碍表现为怪相、摇头,以及双臂、双腿和躯干的各种异常运动,一般在药物减量或停药后可改善或消失。症状波动包括"开关现象"和"疗效减退"两种。开关现象是指每天多次突然波动于严重运动减少和缓解(伴有异动症)两种状态之间。"开"时,帕金森症状减轻,"关"时症状加重。此现象不可预知,需格外重视,为防止或减少开关现象发生,可减少每次剂量,增加服药次数而每天总药量不变或适当加用多巴胺能受体激动剂,减少左旋多巴用量。疗效减退是指药物的作用时间逐渐缩短,表现为症状有规律性的波动,与有效血药浓度有关,可以预知,增加每天总剂量并分开多次服用可以预防疗效减退。活动性消化道溃疡者慎用,闭角型青光眼、精神病患者禁用。

(2)抗胆碱能药物:因其阻断副交感神经而产生口干,如唾液分泌减少出现口干、肠鸣音减少、排尿困难、瞳孔调节功能障碍等不良反应。老年患者慎用,闭角型青光眼及前列腺肥大病患者禁用。

(3)金刚烷胺:不良反应有口渴、失眠、头晕、足踝水肿、心悸、幻觉、精神错乱等。有肾功能不全、癫痫、严重胃溃疡和肝病者慎用,哺乳期妇女禁用。

5.心理护理

鼓励患者表达恐惧与焦虑,注意倾听,针对性进行心理疏导。纠正患者错误观念,提供正确信息。掌握患者心理特征和心理活动的规律,有的放矢地进行心理护理。

6.安全护理

做好活动中的安全防护,鼓励患者使用辅助器具,如走路时持拐杖助行。移开环境中障碍物,添加一些有利于患者起坐的设施,如高位坐厕、高脚背椅、室内或走道扶手等。指导患者避免单独使用煤气、热水器及锐利器械;避免进食带骨刺的食物和使用易碎的餐具;外出有人陪伴,佩戴手腕识别牌或外衣口袋内放置写有患者姓名、住址和联系电话的卡片等。

7.健康指导

(1)疾病知识指导:嘱患者及家属坚持治疗,康复的患者可生活自理甚至继续工作多年,未及时治疗,病情可严重至全身肌肉强硬、主动活动困难,甚至卧床不起,最后因发生心肺等并发症而死亡。保护患者安全,告知患者远离危险物品,勿单独外出等。

(2)疾病监测指导:按医嘱服药,定期门诊复查肝肾功能、血常规、监测血压动态变化。当患者自觉药物控制症状不佳,出现症状波动或有发热、外伤、骨折、运动障碍及精神智能障碍加重时应及时就诊。

第五节　重症肌无力

重症肌无力(myasthenia gravis,MG)是一种神经-肌肉接头传递功能障碍的获得性自身免疫性疾病。主要是因为神经-肌肉接头突触后膜上乙酰胆碱受体(AchR)受损引起。临床表现为部分或全身骨骼肌无力和极易疲劳,活动后症状加重,休息和应用胆碱酯酶抑制剂治疗后明显减轻。

一、病因和发病机制

重症肌无力与自身抗体介导的突触后膜乙酰胆碱受体损害有关。主要依据：①80％～90％的 MG 患者血清中可检测到 AchR-Ab，进行血浆置换可改善肌无力症状。②将电鳗放电器官提纯的 AchR 注入家兔，可致家兔出现重症肌无力样表现，且其血清中可测到 AchR-Ab，突触后膜的 AchR 数目大量减少。③输入 MG 患者血清的小鼠可产生类 MG 的症状和电生理改变，患 MG 的母亲所生新生儿也可患病。④80％的 MG 患者有胸腺肥大和淋巴滤泡增生，10％～22％的患者合并胸腺瘤，切除胸腺后 70％的患者临床症状得到改善甚至痊愈。⑤常合并甲状腺功能亢进、系统性红斑狼疮、类风湿性关节炎等其他自身免疫性疾病。

二、临床表现

可见于任何年龄，常见于 20～40 岁和 40～60 岁，40 岁以前女性多见，40 岁以后男性居多，且年龄大者多合并胸腺瘤，少数患者有家族史。常见诱因有感染、精神创伤、过度劳累、手术、妊娠和分娩等。

1.临床特征

(1)骨骼肌病态疲劳：全身骨骼肌均可受累，以脑神经支配的肌肉更易受累。首发症状多为眼外肌麻痹，如上睑下垂、斜视和复视，甚至眼球固定，但瞳孔括约肌不受累。面部和口咽肌肉受累时出现表情淡漠、苦笑面容、咀嚼无力、饮水呛咳、吞咽困难和发音障碍。四肢肌受累以近端无力为主，表现为抬臂、梳头、上楼梯困难，腱反射不受影响，感觉正常。累及胸锁乳突肌和斜方肌时表现为颈软、抬头困难和耸肩无力等。休息后症状减轻或缓解；肌无力现象晨起正常或较轻，下午或傍晚明显加重，称为"晨轻暮重"现象。

(2)重症肌无力危象：累及口咽肌和呼吸肌出现咳嗽无力和呼吸困难，需用呼吸机辅助通气，是主要致死原因。心肌偶尔可受累，引起突然死亡。大约 10％的患者会出现重症肌无力危象，多有诱发因素。

2.临床分型

(1)成年型(Osserman 分型)。

Ⅰ眼肌型(15％～20％)：病变仅限于眼外肌，出现上睑下垂和复视。

Ⅱa 轻度全身型(30％)：可累及眼、面和四肢肌肉，生活能自理，无明显咽喉肌受累。

Ⅱb 中度全身型(25％)：四肢肌群受累明显，眼外肌和咽喉肌麻痹，出现咀嚼、吞咽及构音困难，呼吸肌受累不明显。

Ⅲ急性进展型(15％)：发病急，数周内发展至延髓肌、肢带肌、躯干肌和呼吸肌，有 MG 危象，需行气管切开，病死率高。

Ⅳ迟发重症型(10％)：病程达 2 年以上，常由Ⅰ、Ⅱa、Ⅱb 型发展而来，症状同Ⅲ型。常合并胸腺瘤，病死率高。

Ⅴ肌萎缩型：少数患者肌无力伴肌萎缩。

(2)儿童型。约占我国 MG 患者的 10％。多数病例仅限于眼外肌麻痹，交替出现双眼睑下垂。约 1/4 可自然缓解，少数累及全身骨骼肌。

(3)少年型。多在 10 岁后发病，多为单纯眼外肌麻痹，部分伴吞咽困难及四肢无力。

三、辅助检查

1.疲劳试验(Jolly 试验)

嘱患者用力眨眼 30 次后眼裂明显变小或两臂持续平举后出现上臂下垂,休息后恢复者为阳性。适用于病情不严重且症状不明显者。

2.抗胆碱酯酶药物试验

常用新斯的明,新斯的明 0.5～1mg 肌内注射,10～20min 后症状明显减轻为阳性。为防止新斯的明的毒蕈碱样作用,一般同时注射阿托品 0.5mg。

3.重复神经电刺激

重复神经电刺激是常用的具有确诊价值的检查方法。重复低频电刺激后动作电位波幅递减程度为 10%～15%,高频电刺激递减 30%以上为阳性,支持诊断。90%的 MG 患者低频刺激为阳性,且与病情轻重相关。但此检查应在停用新斯的明 12～18h 后进行,否则会出现假阳性。

4.AchR-Ab 测定

对 MG 的诊断有特征性意义。80%以上患者 AchR-Ab 滴度增高。但眼肌型 AchR-Ab升高不明显,且抗体滴度与临床症状的严重程度并不完全一致。

四、治疗要点

1.药物治疗

(1)胆碱酯酶抑制剂:抑制胆碱酯酶活性,使突触间隙 Ach 存活时间延长,改善神经－肌肉接头之间的传递,增加肌力。常用药物:溴吡斯的明 60～120mg/次,3～4 次/d,餐前 30～40min 服用,2h 达到高峰,维持 6～8h;溴新斯的明 15～30mg/次,3～4 次/d,餐前服用,30～60min 达到高峰,作用时间 3～4h。不良反应为毒蕈碱样反应如呕吐、腹痛等,可用阿托品0.5mg拮抗。

(2)肾上腺皮质激素:可抑制自身免疫反应,减少 AchR-Ab 的生成,适用于各种类型的MG。冲击疗法适合于危重症患者、已行气管插管或应用呼吸机者,常用甲泼尼松龙 1000mg静脉滴注,1 次/d,连用 3～5d,随后使用地塞米松 10～20mg 维持,连用 7～10d;症状改善后改为泼尼松(60～100mg/d)隔顿口服,症状明显减轻或消失,依个体差异可酌情减量,维持量一般在 5～20mg。用药时间一般 1 年以上。此外,小剂量递增法适合于避免早期病情加重。长期应用注意不良反应。

(3)免疫抑制剂:适用于不能耐受大剂量激素或疗效不佳的 MG 患者。选硫唑嘌呤,50～100mg,1 次/d,可长期应用。亦可选用环磷酰胺或环孢素 A。

2.胸腺治疗

胸腺治疗主要用于胸腺肿瘤、胸腺增生和药物治疗困难者。包括胸腺切除和胸腺放射治疗。前者适用于大多数患者,后者主要用于少数不能进行手术或术后复发者。

3.血浆置换

血浆置换适用于肌无力危象和难治性 MG。应用正常人血浆或血浆代用品置换患者的血浆,以去除其血液中 AchR-Ab。该治疗起效快,近期疗效好,但不持久,疗效维持 1 周～2 个月。血浆置换量平均每次 2000mL,1～3 次/w,连用 3～8 次。

4.大剂量应用免疫球蛋白

外源性 IgG 可保护 AchR，一般 0.4g/kg.d，5 日为一疗程，作为辅助治疗缓解病情。

5.危象处理

危象是指在某些因素作用下突然出现严重呼吸困难，甚至危及生命，须立即抢救。分为三种类型。

（1）肌无力危象：为疾病严重发展的表现，注射新斯的明后显著好转为其特点，抢救应加大新斯的明用量。

（2）胆碱能危象：系应用抗胆碱酯酶药物过量引起的呼吸困难，常伴瞳孔缩小、多汗、唾液分泌增多等。注射新斯的明无效，症状反而加重，应立即停用待药物排除后重新调整剂量。

（3）反拗危象：由于对抗胆碱酯酶药物不敏感出现呼吸困难，此时应该立即停用抗胆碱酯酶药物，待功能恢复后再重新调整剂量。反拗危象是 MG 最危急状态，病死率 15.4%～50%。一旦发生呼吸肌麻痹，立即行气管切开，应用人工呼吸器辅助呼吸，并依危象的不同类型采取相应处理方法，同时保持呼吸道通畅、积极控制感染、应用肾上腺皮质激素。

五、常用护理诊断/问题及措施

1.生活自理缺陷

与全身肌无力致运动、语言等障碍有关。

（1）生活护理：指导患者充分休息，活动宜选择清晨、休息后或肌无力症状较轻时进行，并应自我调节活动量，以不感到疲劳为原则。评估日常生活活动能力，鼓励患者自理。伴有咀嚼无力、吞咽困难，重者吞咽动作消失，要调整饮食计划，安排患者在用药后 15～30 分钟药效强时进餐，重症者可鼻饲流质饮食。给予高维生素、高蛋白、高热量、富含营养的食物，必要时遵医嘱静脉营养。指导患者避免进食干硬、粗糙食物；进餐时尽量取坐位，当出现吞咽困难、饮水呛咳时，不能强行服药和进食，以免导致窒息或吸入性肺炎。

（2）有效沟通：鼓励患者采取有效方式向医护人员和家属表达自己的需求，耐心倾听患者的表述。为存在构音障碍的患者提供纸、笔、画板等交流工具，指导患者采用文字形式和肢体语言表达自己的需求。

2.潜在并发症：重症肌无力危象

（1）病情观察：密切观察病情，注意呼吸频率、节律与深度的改变，观察有无呼吸困难加重、发绀、咳嗽无力、腹痛、瞳孔变化、出汗、唾液或喉头分泌物增多等现象；避免感染、外伤、疲劳和过度紧张等诱发肌无力危象的因素。

（2）症状护理：鼓励患者咳嗽和深呼吸，抬高床头，及时吸痰，清除口腔和鼻腔分泌物，遵医嘱给予氧气吸入。备好新斯的明、人工呼吸机等抢救药品和器材，尽快解除危象，必要时配合行气管插管、气管切开和人工辅助呼吸。

（3）用药护理：告知患者常用药物的服用方法、不良反应与用药注意事项，避免因用药不当而诱发肌无力危象和胆碱能危象。

抗胆碱酯酶药物：从小剂量开始，以保证最佳效果和维持进食能力为度。应严格掌握用药剂量和时间，以防用药不足或用药过量导致的肌无力危象或胆碱能危象。如出现恶心、呕吐、腹痛、腹泻、出汗、流涎等不良反应时，可用阿托品拮抗。患者发生感染等应激情况时，需遵医嘱增加药物用量。

肾上腺皮质激素:多从大剂量开始。用药早期(2周内)可能会出现病情加重,甚至发生危象,应严密观察呼吸变化,并做好气管切开和使用人工呼吸机的准备。长期服药者,要注意有无消化道出血、骨质疏松、股骨头坏死等并发症,可采取抗溃疡治疗、补充钙剂等,定期检测血压、血糖和电解质。

免疫抑制剂:定期检查血常规,并注意肝、肾功能的变化,若出现血白细胞减少、血小板减少、胃肠道反应、出血性膀胱炎等患者应停药。加强保护性隔离,减少医源性感染。

六、健康指导

1.疾病预防指导

告知患者和家属疾病发生的相关病因,尤其是诱发和加重疾病的相关因素。指导患者建立健康的生活方式,规律生活,保证充分休息和睡眠,避免精神创伤、外伤,保持情绪稳定,勿受凉感冒。告知患者良好的心理状态和情绪对疾病治疗的重要性,保持乐观的生活态度。告知家属要理解和关心患者,给予精神支持和生活照顾,帮助患者树立战胜疾病的信心,减轻心理负担。育龄女性待病情好转后再计划妊娠。

2.疾病知识指导

说明疾病的临床过程和治疗要求,介绍所用药物的名称、剂量、常见不良反应等,指导患者遵医嘱正确服用抗胆碱酯酶药物,避免漏服、自行停服和更改药量;避免使用影响神经—肌肉接头传递的药物如氯丙嗪、氨基糖苷类抗生素(新霉素、链霉素等)、奎宁及肌肉松弛剂如溴己氨胆碱等,以免加重病情。

第五章　普外科疾病的护理

第一节　甲状腺肿瘤

一、概述

甲状腺肿瘤分为良性肿瘤和恶性肿瘤两种。最常见的良性肿瘤为甲状腺腺瘤。甲状腺癌是起源于甲状腺上皮细胞的恶性肿瘤,约占全身肿瘤的1%。

二、护理评估

(一)健康史

了解患者既往健康情况、有无家族史、甲状腺肿块发生和发现的时间、有无其他脏器病变。

(二)临床表现

1.甲状腺腺瘤

常见于40岁以下女性,多无不适症状,常于无意间或体检时发现颈部肿块。肿块多为单发结节,呈圆形或椭圆形,表面光滑,质地较甲状腺组织稍硬,边界清楚,无压痛,可随吞咽上下移动。生长缓慢,经过数年或更长时间仍保持单发,部分可发生恶变。当腺瘤囊壁D血管破裂发生囊内出血时,可在短期内迅速增大,此时可有局部疼痛。若短期内进行性肿大,质地变硬,活动受限并有声音嘶哑,则应考虑有恶变可能。此病恶变率为10%,高功能腺瘤合并甲亢发生率为20%。

2.甲状腺癌

在病理上可分为乳头状腺癌、滤泡状腺癌、未分化癌和髓样癌四种。

甲状腺癌初期一般无明显症状,仅在无意中发现颈部有单个、质硬、表面凹凸不平、固定、随吞咽上下移动的小肿块。并逐渐增大,吞咽时活动度逐渐减小。随着肿瘤的增长常压迫周围脏器或组织,如压迫喉返神经、气管或食管出现声音嘶哑、呼吸困难或吞咽困难。压迫颈交感神经丛时,产生霍纳(HORNER)综合征,表现为瞳孔缩小、眼睑下垂、眼球内陷、患侧额部无汗等。晚期还可转移至远处器官,如肺和骨等。

(三)辅助检查

1.影像学检查

(1)B超:可检查肿块的位置、大小、数目及与邻近组织的关系,并可区别肿块是囊性还是实质性。

(2)X线:颈部正侧位片,可了解有无气管移位、狭窄、肿块钙化及有无肺部转移等。若甲状腺部位出血细小的絮状钙化影,可怀疑甲状腺癌。

2.细针穿刺细胞学检查

将细针向2~3个不同方向穿刺并抽吸、涂片做病理学检查,甲状腺癌的诊断正确率可高达80%以上。

3.放射性^{131}I检查或^{99M}TC扫描

比较甲状腺结节与周围正常组织的放射性密度,较正常增高者为热结节,与正常相等者为温结节,较正常减弱者为凉结节,完全缺如者为冷结节。腺瘤多为温结节,若伴囊内出血时,可为冷结节或凉结节,边缘一般较清晰。甲状腺癌为冷结节,边缘较模糊。

三、治疗要点

(一)甲状腺腺瘤

有引起甲状腺癌和甲亢的可能,主张尽早手术切除治疗,切下的标本一定要送病理检查,以明确性质。

(二)甲状腺癌

以手术治疗为主,辅以^{131}I、甲状腺素及放射治疗,可行患侧甲状腺腺叶及峡部切除术,有淋巴结转移者同时行颈部淋巴结清扫术。未分化癌手术效果不佳,首选放射治疗。

四、主要护理诊断及合作性问题

(一)焦虑或恐惧

焦虑或恐惧与担心手术风险及预后有关。

(二)疼痛

疼痛与手术切口、术后体位不当有关。

(三)知识缺乏

缺乏甲状腺制剂应用和治疗的相关知识。

(四)其他

潜在并发症:术后呼吸困难和窒息、声音嘶哑、误咽、手足抽搐等。

五、护理措施

甲状腺肿瘤手术患者的护理措施基本与甲亢甲状腺大部切除术及肿瘤患者手术的护理措施相同。只是甲状腺肿瘤术前不需要应用抗甲状腺药物和碘剂准备,术后并发症也相似,但没有发生甲状腺危象的危险。

六、健康教育

(1)甲状腺全部切除术的患者需要终身服用甲状腺制剂,以满足对甲状腺素的需求。

(2)甲状腺癌的患者出院后应定期复查,术后3、6、12个月及以后每年随访两次,共3年。

(3)甲状腺腺瘤有引发甲亢和恶变可能,应尽早手术切除。

(4)甲状腺乳头状腺癌较多见,早期治疗预后较好。

第二节 乳腺疾病

一、急性乳腺炎患者的护理

(一)概述

急性乳腺炎多为乳腺的急性化脓性感染,也是产后妇女哺乳期常见的疾病,多见于初产妇,产后 3~4 周容易发生。

1.病因

除与产妇生产后全身抗感染能力下降有关外,还与下列因素有关。

(1)细菌入侵:致病细菌以金黄色葡萄球菌为主,其次为链球菌。感染的途径有:①细菌直接由乳头表面的破损、皲裂处侵入。②产妇在喂乳时,婴儿含乳头而睡或婴儿患口腔炎等有利于细菌直接侵入乳管,上行到腺小叶。

(2)乳汁淤积:乳汁淤积有利于入侵细菌的生长繁殖。乳头发育不良(过小或内陷)妨碍哺乳;乳汁过多或婴儿吸乳少,以致乳汁不能完全排空或乳管不通畅而影响乳汁排出。

2.转归

不及时治疗可形成乳房脓肿。

(二)护理评估

1.健康史

评估有无乳头凹陷、过小或乳管不通等引起乳汁淤积的原因,了解有无乳头破损或皲裂。

2.临床表现

(1)局部表现:患侧乳房胀痛或触痛,局部红肿、发热,脓肿形成时,患部疼痛加剧,搏动性或触痛明显。脓肿可以是单房或多房性。脓肿可向外溃破,也可向深部形成乳房后脓肿,严重者,可并发脓毒症。

(2)全身反应:常伴有寒战、高热等全身中毒症状。

(3)心理状况:多见于初产妇,患者常因不能哺乳而担心婴儿喂养问题,出现精神紧张或焦虑。

3.辅助检查

(1)实验室检查:血常规显示白细胞计数及中性粒细胞比例升高。

(2)超声波检查:脓肿部位较深者,此项检查可明确脓肿的大小和部位,有利于准确切开排脓。

(3)诊断性穿刺:在乳房肿块波动或压痛最明显的部位穿刺进行确诊,抽到脓液表示脓肿已形成,脓液应进行细菌培养及药物敏感试验。

(三)治疗要点

1.局部处理

患侧乳房停止哺乳,改善乳汁淤积,采用抽吸方法促进乳汁经乳头排出;早期热敷、药物外敷或理疗。一旦形成脓肿,应及时切开引流。

2.全身治疗

(1)抗菌药:早期、足量应用抗菌药物。首选青霉素类抗菌药物,也可根据脓液的细菌培养和药物敏感试验结果选用。禁忌使用四环素、氨基糖苷类、磺胺类和甲硝唑等对婴儿有不良影响的抗菌药物。

(2)中药治疗:服用蒲公英、野菊花等清热解毒药物或外敷鱼石脂软膏。

(3)终止乳汁分泌:感染严重、脓肿引流损伤乳管造成乳瘘者应终止乳汁分泌。方法:①口服溴隐亭 1.25mg,每日 2 次,服用 7~14d;或已烯雌酚 1~2mg,每日 3 次,2~3d。②肌内注射苯甲酸雌二醇,每次 2mg,每日 1 次,至乳汁分泌停止。③中药炒麦芽,每日 60G,水煎服,分 2

次服用;或冲茶饮,2~3次/d。

(四)主要护理诊断及合作性问题

1.疼痛

疼痛与乳汁淤积、乳腺炎症、肿胀有关。

2.体温过高

体温过高与细菌感染或毒素入血有关。

3.焦虑

焦虑与担心婴儿喂养有关。

4.知识缺乏

缺乏哺乳期卫生及乳腺炎等的预防知识。

5.其他

潜在并发症:脓毒症等。

(五)护理措施

1.一般护理

患乳暂停哺乳,定时用吸乳器吸净或挤净乳汁;用宽松的胸罩托起乳房,以减轻疼痛和肿胀;局部热敷、药物外敷或理疗。饮食应清淡,但应给予营养丰富、易消化的流质或半流质饮食,并嘱患者少食多餐。

2.控制体温和感染

定时,监测生命体征,高热者予以物理降温。必要时遵医嘱应用解热镇痛药物或补液;遵医嘱早期、足量应用有效抗生素。

3.脓肿切开引流后的护理

一旦形成脓肿。应及时切开引流。为避免损伤乳管而形成乳瘘,乳房内脓肿应做放射状切口;乳晕下脓肿应沿乳晕边缘做弧形切口;深部脓肿或乳房后脓肿可沿乳房下缘做弧形切口,经乳房后间隙引流,保持引流通畅,定时更换切口敷料。注意观察伤口情况及脓液的量、颜色、气味、性状等。

4.心理护理

鼓励患者说出焦虑原因,正确解答患者的疑问,给患者以安全和信任感,消除紧张情绪;指导患者及家属合理喂养婴儿。

(六)健康教育

1.哺乳前

有乳头内陷者,应于分娩前3~4个月开始每日挤捏、提拉乳头,也可用吸乳器吸引,使乳头外突。习惯性流产者慎用。妊娠后期应经常用温水擦洗乳头。

2.哺乳期

(1)保持局部清清:产妇分娩后第一次哺乳前用温水毛巾清洁乳头和乳晕,忌用肥皂、乙醇等。每次哺乳前、后均需清洁乳头。

(2)养成正确哺乳习惯:应按需定时哺乳,双侧乳房轮流哺乳,一侧乳房吸尽后再吸对侧乳房,如有乳汁淤积,应及时用吸乳器或手法按摩排空乳汁;避免养成婴儿含乳头睡觉的习惯。

（3）乳头破损或皲裂：可暂停哺乳，将乳汁挤出或用吸乳器吸出后哺喂婴儿。症状严重者，可涂抹红霉素软眼膏治疗，待愈合后再行哺乳。

（4）婴儿口腔：保持婴儿口腔卫生，预防或及时治疗婴儿口腔炎症。

二、乳腺癌患者的护理

（一）概述

乳腺癌是女性最常见的恶性肿瘤之一。在我国发病率为 23/10 万。且呈上升趋势，占全身恶性肿瘤的 7%～10%，占乳房肿瘤的 80%，在某些大城市已超过子宫颈癌，居于女性恶性肿瘤的首位。本病多见于 40～65 岁的妇女，少数 60 岁左右的男性也可发生。

1.病因

乳腺癌的病因尚不清楚，目前认为与下列因素有关。

（1）内分泌因素：如雌激素、孕激素及泌乳素等，其中雌酮及雌二醇与乳腺癌的发病有直接关系。20 岁以后发病率迅速上升，45～50 岁妇女发病率较高，绝经后发病率继续上升，可能与年老者雌酮含量升高有关。

（2）遗传因素：研究表明，乳腺癌的发病与家族史有关，一级亲属（如生母或同胞姐妹）中有乳腺癌病史者，其发病危险性是普通人群的 2～3 倍。

（3）月经及生育史：初潮早、绝经年龄晚、不孕和未哺乳等因素可能也是乳腺癌发生的原因。

（4）癌前病变：乳腺小叶，上皮高度增生或不典型增生或与乳腺癌发病有关。

（5）环境因素和生活方式：如北美、北欧地区乳腺癌发病率为亚洲地区的 4 倍。营养过剩、肥胖、高脂肪饮食，可加强或延长雌激素对乳腺上皮细胞的刺激，从而增加发病机会。

2.病理类型

根据乳腺癌的病理特点分型如下。

（1）非浸润性癌：又称原位癌，包括导管内癌、小叶原癌及乳头湿疹样乳腺癌。此型属于早期乳腺癌，预后较好。

（2）早期浸润性癌：包括早期浸润性导管癌、早期浸润性小叶癌。此型仍属早期，预后较好。

（3）浸润性特殊癌：包括乳头状癌、髓样癌、小管癌、腺样囊性癌、黏液腺癌、大汗腺样癌、鳞状细胞癌等。此型分化一般较高，预后尚好。

（4）浸润性非特殊癌：是乳腺癌中最常见的类型，占 70%～80%，包括浸润性小叶癌、浸润性导管癌、硬癌、髓样癌、单纯癌、腺癌等。此型一般分化低，预后较上述类型差，但判断预后尚需结合疾病分期等因素。

（5）其他罕见癌或特殊类型乳腺癌：如炎性乳腺癌和乳头湿疹样乳腺癌。炎性乳腺癌多发于青年女性，尤其是在妊娠期或哺乳期。此型癌可在短期内迅速侵及整个乳房，患乳淋巴管网及浅静脉充满癌细胞，表现为患乳明显增大，皮肤充血、发红、发热，同急性炎症表现。癌细胞转移早且广，预后极差，患者常在发病后数月内死亡。乳头湿疹样乳腺癌多发于 50 岁以上女性，恶性程度低，发展缓慢。初期症状是乳头刺痒、灼痛，呈湿疹样改变，乳头和乳晕皮肤发红、糜烂、潮湿，有时覆有黄褐色的鳞屑样痂皮；揭掉痂皮又出现糜烂面。淋巴结转移较晚。

3.扩散及转移途径

(1)局部浸润:癌细胞沿导管或筋膜间隙蔓延,继而浸润皮肤、胸肌、胸膜等周围组织。

(2)淋巴转移:癌肿向腋窝淋巴结、胸骨旁淋巴结转移至锁骨上下淋巴结。我国各地乳腺癌根治术后的病理结果显示,腋窝淋巴结转移率为60%,胸骨旁淋巴结转移率为20%～30%,后者原发病灶大多数在乳房内侧和中央区。

(3)血行转移:癌细胞可经淋巴途径进入静脉,也可直接侵入血循环而致远处转移,最常见的远处转移部位为肺、骨(椎骨,骨盆,股骨)和肝等部位。好发血行转移是乳腺癌突出的生物学特征,也是乳腺癌防治棘手的难题。

4.临床分期

确定乳腺癌的分期有助于进一步估计病变发展程度、选择合理的治疗方案和正确估计预后。目前常采用国际抗癌联盟(UICC)建议的TNM(T:原发癌瘤,N:区域淋巴结,M:远处转移)分期法,可将乳腺癌分为0～Ⅳ五期。

(二)护理评估

1.健康史

询问患者月经、妊娠、生育史、哺乳情况,既往有无患乳房良性肿瘤,有无乳腺癌家族史。

2.临床表现

(1)乳房肿块:早期表现为患侧乳房出现无痛、单发的小肿块,常是患者无意中发现到医院就诊的主要症状,肿块的质硬,表面不光滑,与周围组织分界不很清楚,活动度差。肿块位于外上象限者最多见。乳腺癌晚期可侵入胸肋膜、胸肌,肿块固定于胸壁而不易被推动。

(2)乳房外形改变:肿瘤逐渐增大,乳房局部隆起。若癌肿侵及COOPER韧带,可使其缩短而致表面皮肤凹陷,呈"酒窝征"。癌块继续增大,皮下淋巴管被癌细胞堵塞,引起淋巴回流障碍,皮肤出现"橘皮样"改变。乳头深部癌肿侵及乳管可使乳头内陷。癌细胞侵入大片皮肤出现多个小结节(卫星结节),彼此融合、弥散成片,可延伸至背部及胸壁,致胸壁紧缩呈铠甲状,称铠甲胸,呼吸受限。癌肿侵犯皮肤溃破而形成溃疡,边缘外翻似菜花状,易出血,有恶臭味。

(3)转移征象:淋巴结肿大,最初多见于患侧腋窝,肿大的淋巴结先是少数散在,质硬、无痛、形态不规则、可推动,继之数目增多并融合成团,甚至固定。当腋窝主要淋巴管被癌细胞堵塞,将引起上肢淋巴水肿(橘皮样改变),进一步可致锁骨上淋巴结,甚至对侧腋窝淋巴结肿大。

(4)全身表现:早期不明显,晚期可有乏力、贫血、恶病质及血行转移征,如胸膜转移出现胸痛、气促,椎骨转移出现患处剧痛,肝转移出现黄疸。

3.心理社会状况

患者面对恶性肿瘤对生命的威胁、不确定的疾病预后、乳房缺失所致的外形受损、复杂而痛苦的治疗(手术、放疗、化疗、内分泌治疗等)所产生的心理反应;家属尤其是配偶对本病的认知程度及心理承受能力。一定要注意评估患者对疾病及自身形象变化的认识和反应。

4.辅助检查

(1)X线检查:乳房钼靶X线摄片可显示密度增高的肿块影,边界不规则或呈毛刺征。确诊率高达90%以上。

（2）B超检查：可清晰显示乳房各层次软组织结构及肿块的形态和质地，能显示直径在0.5cm以上的乳房肿块。

（3）病理学检查：乳头溢液涂片、细针穿刺细胞学检查、活体组织切片检查等，均能提供诊断依据。最终的确诊依靠组织病理切片检查。

（三）治疗要点

手术是治疗乳腺癌的主要手段，同时辅以化学药物治疗、放射治疗、激素、免疫疗法等综合措施。

1.手术治疗

（1）乳腺癌根治术：切除整个乳房、胸大肌、胸小肌、腋窝和锁骨下淋巴结。该术式适用于Ⅰ期、Ⅱ期乳腺癌。

（2）乳腺癌扩大根治术：在乳腺癌根治术的基础上，同时切除胸廓内动、静脉及胸骨旁淋巴结。

（3）乳腺癌改良根治术：切除整个乳房，保留胸大肌和胸小肌或保留胸大肌切除胸小肌。该术式保留了胸肌，术后对胸部外观影响较小，是目前常用的手术方式，最适用于Ⅰ期乳腺癌。

（4）全乳房切除术：切除包括腋尾部及胸大肌筋膜的整个乳腺。该术式适用于原位癌、微小癌或年老体弱不能耐受根治性切除者。

（5）保留乳房的乳腺癌切除术：完整切除肿块加腋窝淋巴结清扫。术后必须辅助放疗或化疗。

2.化学药物治疗

化学药物治疗是一种必要的全身性辅助治疗，可提高手术治疗效果和患者生存率。化疗应在术后早期开始，一般主张联合用药。常用的药物有CMF（环磷酰胺、氨甲蝶呤、氟尿嘧啶）方案、CAF（环磷酰胺、多柔比星、氟尿嘧啶）方案、ACMF（多柔比星、环磷酰胺、氨甲蝶呤、氟尿嘧啶）方案等。治疗期不宜过长，以6个月左右为宜。

3.放射治疗

放射治疗是局部治疗的重要手段之一，以减少局部复发率，根据情况可在手术前或手术后进行。早期乳腺癌确无淋巴转移的患者，不必进行放射治疗。

4.内分泌治疗

不良反应比化学治疗少，疗效较持久，凡不宜手术或放射治疗的原发晚期乳腺癌、雌激素受体含量高者，可单独或合并内分泌治疗，可采用以下方法。

（1）去势治疗：绝经前患者可手术切除或X线照射卵巢，消除卵巢功能。

（2）抗雌激素治疗：绝经后患者应用雌激素拮抗剂他莫昔芬（三苯氧胺），以抑制肿瘤生长，降低乳腺癌手术后复发和转移，减少对侧乳腺癌的发生率；主张每日口服20mg，持续3～5年。

（四）主要护理诊断及合作性问题

1.焦虑/恐惧

焦虑/恐惧与担心麻醉、手术中的危险预后、手术后乳房缺失致形体改变有关。

2.疼痛

疼痛与手术、癌肿压迫及转移有关。

3.自我形象紊乱

自我形象紊乱与乳房切除后失去女性第二性征、化疗后引起的脱发等有关。

4.躯体活动障碍

躯体活动障碍与手术、术后患侧上肢淋巴水肿、手术瘢痕挛缩等有关。

5.其他

潜在并发症：皮瓣下积液、皮瓣坏死、感染、术侧上肢水肿、气胸等。

(五)护理措施

1.术前护理

(1)饮食护理：术前加强营养,给予高热量高蛋白质、高维生素及易消化饮食,以提高患者对手术的耐受能力和减少手术后并发症。术前8～12h禁食,4～6h禁水。

(2)皮肤准备：按手术要求认真备皮,应上至锁骨上部,下至脐水平,两侧至腋后线,包括同侧上臂和腋窝部,需植皮者同时做好供皮区的准备。备皮时注意仔细操作,避免割伤(尤其是腋窝)。

(3)其他：术前按医嘱交叉配血,禁饮食,并做药物过敏试验,插导尿管,有感染的患者控制感。

2.术后护理

(1)体位：根据麻醉方式选择合适的体位,血压、脉搏平稳后改为半卧位,以利于呼吸和引流。

(2)饮食护理：患者术后6h无麻醉反应可给予正常饮食,并注意营养的补充,以利于患者术后恢复。

(3)病情观察：观察生命体征的变化。观察术侧上肢远端的感觉、运动及血液循环情况,若出现皮肤青紫、皮温降低、脉搏不能扪及,提示腋部血管受压,应及时调整胸带或绷带的松紧度。

(4)伤口护理：乳腺癌切除术后伤口用厚敷料加压包扎,使胸壁与皮瓣贴紧,防止皮瓣下积血、积液;应观察切口敷料有无渗血、渗液,一般术后第3～4日更换敷料,若有皮瓣下积血、积液,可行穿刺后加压包扎;保持皮瓣血供良好,观察皮瓣颜色及创面愈合情况,正常皮瓣的温度较健侧略低,颜色红润,并与胸壁紧贴,若皮瓣颜色暗红,提示血液循环欠佳,若有皮瓣坏死,应剪除坏死的痂皮、定时换药,待其自行愈合,不能愈合者予以植皮。

(5)引流管护理：皮瓣下留置的引流管应接负压吸引,应定时挤捏引流管,防止管道受压、折曲,保持引流通畅和有效,观察引流液的性质和量,定时更换引流袋。一般术后3～5d,引流液量24h10～20mL或以下,皮瓣下无积血、积液,可拔除引流管。

(6)预防术侧上肢水肿：指导患者保护患侧上肢,坐位或立位术侧手臂适当抬高,平卧位用软枕垫高整个上肢,下床活动时用吊带托或用健侧手将患肢抬高放于胸前,需他人扶持时只能扶健侧,避免患肢下垂过久;禁止在术侧上肢测血压、抽血或做静脉注射;指导患者进行术侧手部、腕部、肘部及肩部活动,也可做按摩。发生水肿时,可用弹性绷带包扎或佩戴弹力袖。

(7)功能锻炼：重点是术侧上肢功能锻炼。术后24h内开始活动手指及腕部,可做伸指、握拳、屈腕等锻炼;术后3d内,肩关节绝对制动;第4日开始活动肘关节;第5～7日可做肩关节伸屈活动,但不可外展;第10～12日进行全范围的肩关节活动。伤口愈合后,指导患者循序渐进地增加肩部功能锻炼如做手指爬墙运动、转绳运动、用患侧手梳头或经头顶摸对侧耳郭等动作。

3.心理护理

术前帮助患者建立战胜癌症的信心,使患者相信切除一侧乳房不会影响正常的家庭生活、工作和社交,并告知今后乳房重建的可能。对已婚患者,应同时对其丈夫进行心理辅导,取得丈夫的理解、关心和支持,帮助患者以良好的心态接受手术。术后继续给予患者及家属心理上的支持,诱导正向观念,取得患者术后合作。

(六)健康教育

1.做好防癌教育

教育女性适龄结婚(23 岁以后)、适龄生育(24～30 岁)、母乳喂养;控制体重、改变高脂饮食习惯;积极治疗乳腺良性疾病。

2.普及乳房自我检查知识

30 岁以上女性应每月对乳房进行自我检查,时间最好选择在两次月经之间,此时乳房最松弛,病变最容易被检出;已绝经者应每月固定同一时间检查;乳房切除术后患者,应每月行对侧乳房检查,并注意手术侧局部有无复发征象。乳房自我检查前应先脱去上衣,然后进行自我检查。

(1)视诊:两臂上举,观察两侧乳房是否对称,有无局部隆起;两侧乳头是否同高、有无回缩、凹陷、偏斜等;乳头、乳晕有无糜烂结痂、溃疡等;乳房皮肤有无异常改变。两臂下垂,再次观察上述情况。

(2)触诊:仰卧位,肩胛下垫薄枕,一侧手置于枕后,另一只手用手指掌面按照内上、内下、外下、外上(包括尾部)、中央(乳头、乳晕)的顺序触摸乳房,不要用手指抓捏,若触及肿块,应注意其大小、质地、活动度,有无压痛,表面是否光滑等。同样方法检查对侧。用拇指和示指捏挤乳头,观察有无异常溢液或分泌物。最后,置于枕后的手臂放回身体侧方,用对侧手触摸腋窝淋巴结有无肿大,两侧交替检查。

3.保护患肢,功能锻炼

出院后不宜在患侧上肢测量血压、行静脉穿刺,避免皮肤破损,减少感染的发生,防止肢体肿胀。乳腺癌根治术后者,应继续肩关节功能锻炼。避免用患侧上肢搬、提、拉过重物体。

4.预防复发

因妊娠常促使乳腺癌复发,术后 5 年内绝对避免妊娠。指导患者按医嘱接受规范的放疗、化疗、激素治疗等;定期到医院复诊。

5.重塑信心

指导患者重塑自信心,为矫正胸部形体的改变,可佩戴塑料泡沫乳罩或行乳房再造术。

第三节　肝囊肿

一、概述

肝囊肿是一种比较常见的肝良性疾病。可以分为寄生虫性和非寄生虫性肝囊肿。临床通常所指肝囊肿为非寄生虫性囊肿。临床上多见的是先天性肝囊肿,有单发性和多发性 2 种。

先天性肝囊肿的病因还未明确。有学者认为在胚胎期起源于肝内迷走的胆管,或因肝内胆管和淋巴管发育异常所导致。也有人认为是胎儿患胆管炎、肝内小胆管闭塞、近端小胆管逐渐呈囊性扩大;或因肝内胆管变性后,局部增生阻塞而引起。

二、临床表现

先天性肝囊肿生长缓慢,小的囊肿可不引起任何症状。当囊肿长大到一定程度时可压迫邻近器官,出现压迫症状。

(一)压迫胃肠

饱胀感、恶心、呕吐、右上腹不适。

(二)压迫胆管

出现梗阻性黄疸、胆管症状。

(三)内囊出血、感染时

肝区疼痛、发热等症状。

(四)体征

肝大,上腹部肿块。

(五)辅助检查

(1)B 超、CT 检查是诊断肝囊肿的首选方法。

(2)X 线检查可显示膈肌抬高和胃肠受压等征象。

(3)放射性核素肝扫描能显示肝区占位性病变,边界光整,对囊肿定位诊断有价值。

三、治疗原则

1.非手术治疗

适应证有囊肿直径＜5cm 者,定期行 B 超复查,观察其变化。

2.手术治疗

适应证有单发性囊肿直径 5～10cm 者或多发性肝囊肿。

3.手术方式简介

包括囊肿穿刺抽液术、囊肿开窗术、囊肿切除术、囊肿内引流术。

四、护理评估

健康史及相关因素包括家族中有无系列肝囊肿发病者,初步判断肝囊肿的发生时间,有无对生活质量的影响,发病特点。

(一)一般情况

患者的年龄、性别、职业、婚姻状况,营养状况等,尤其注意与现患疾病相关的病史和药物应用情况及过敏史、手术史、家族史、遗传病史和女性患者生育史等。

(二)发病特点

囊肿位置、大小,囊肿有无触痛、活动度情况。

五、护理要点及措施

(一)术前护理要点及措施

1.全面评估患者

包括健康史及其相关因素、身体状况、生命体征,以及神志、精神状态、行动能力等。

2.心理护理

通过交流和沟通,了解患者及其家属情绪和心理变化,采取诱导方法逐渐使其接受并正视现实;医护人员应热情、耐心、服务周到,对患者给予同情、理解、关心、帮助,告诉患者不良的心理状态会降低机体的抵抗力,不利于疾病的康复。解除患者的紧张情绪,更好地配合治疗和护理。

3.饮食护理

指导患者进食高蛋白、高糖类、高维生素、低脂肪的普通饮食或半流饮食。必要时提供内外营养支持或补充蛋白等。

(二)术后护理要点及措施

1.病情观察

严密观察患者生命体征的变化,尤其是血压、脉搏的变化。每 1～2h 观察记录血压、脉搏 1 次。

术后患者意识恢复较慢时,注意有无肝功能损害、低血糖、脑缺氧、休克等所至的意识障碍。密切观察伤口有无渗血,一旦发现出血,应观察出血量、速度、血压、脉搏;如有休克征象,应及时报告医师,及时进行处理。除药物止血外,必要时准备手术止血。

2.引流管的护理

术后患者留置腹腔引流管、胃管、尿管,活动、翻身时要避免引流管打折、受压、扭曲、脱出等。引流期间保持引流通畅,定时挤压引流管,避免因引流不畅而造成感染,腹腔引流管引流的血性液,每日更换引流袋以防感染。

3.引流液的观察

术后引流液的观察是重点,每日观察和记录脓腔引流液的色、质和量,发现胆漏及出血等异常及时报告医生给予处理。

4.加强营养及管理

患者术后静脉内给予高糖类、高蛋白、高维生素,增加其机体抵抗力,以促进康复;同时还应加强输液导管的管理,严格无菌技术操作,防止导管阻塞、脱出等所致的并发症发生。

六、健康教育

(1)出院前向患者及家属详细介绍出院后有关事项,并将有关资料交给患者或家属,告知患者出院后 1 个月复诊,以后建议 3～6 个月定期复查。

(2)告诫患者术后注意劳逸结合,避免过度劳累,适当进行户外活动及轻度体育锻炼,如散步、下棋、打太极拳等户外活动,以增强体质,防止感冒及其他并发症的发生,戒烟酒。

（3）保持心情舒畅和充足的睡眠，每晚持续睡眠应达到6～8h。

（4）告诫患者如有异常情况应及时来院就诊。

（5）饮食指导：高热量、高蛋白、高维生素、低脂肪、易消化的食品。饮食规律，注意食物搭配，合理营养。

（6）亲属指导：患者亲属要关心患者，经常陪伴患者参加户外活动。多交流了解患者的思想状况，让患者及时了解外面发生的事情。应让患者保持良好的心境，忌生气。

第四节　肝血管瘤

一、概述

肝脏起源于内皮细胞性肿瘤有海绵状血管瘤，婴儿血管内皮瘤，上皮血管内皮瘤和血管肉瘤，前两者属良性病。

上皮血管内皮瘤和血管肉瘤是极为罕见的恶性肿瘤。肝脏良性肿瘤最常见的是肝脏海绵状血管瘤。肝脏海绵状血管瘤生长缓慢，病程长，出现症状往往在中年以后。可单发和多发，小至针尖，大致可占据大部分腹腔。本症可发生于任何年龄，但常见于30～60岁，女性多于男性。

肝脏海绵状血管瘤发病原因尚不清楚，可能与先天性发育异常有关。

二、临床表现

肝血管瘤病程进展较慢，瘤体较小时无明显症状体征。血管瘤体增大时可有以下临床表现及体征。

（1）表现上腹部不适、腹胀、嗳气等。

（2）腹部检查可扪及与肝相连的肿块，表面光滑，质地柔软等体征。

（3）辅助检查。

B超检查：可显示肿瘤的大小、部位、数目，是最为常用的方法。

CT检查：分辨率高，CT能明确显示肿瘤的位置、数目、大小及与周围脏器和重要血管的关系，并可测定无肿瘤侧的体积，对判断肿瘤能否切除以及手术的安全性很有价值。

MRI：对良恶性肿瘤，尤其是血管瘤的鉴别优于CT，能检出＜1cm的肿瘤。

三、治疗原则

（一）手术治疗

1.手术切除

肝血管瘤大且有症状者，可根据其大小、部位，行肝部分切除或肝叶切除术。

2.肝动脉结扎或栓塞术

凡病变广泛不能切除者，可行肝动脉结扎术或肝动脉栓塞术。

（二）非手术治疗

对于小的肝血管瘤而无症状的患者，不需治疗，可定期查体继续观察。

四、护理评估

(一)健康史及相关因素

健康史及相关因素包括家族中有无系列肝癌发病者,初步判断肝癌的发生时间,有无对生活质量的影响,发病特点。

1.一般情况

患者的年龄、性别、职业、婚姻状况、营养状况等,尤其注意与现患疾病相关的病史和药物应用情况及过敏史、手术史、家族史、遗传病史和女性患者生育史等。

2.发病特点

患者有无腹痛、腹胀、食欲减退恶心、嗳气等症状。

(二)身体状况

1.局部

肿块位置、大小,肿块有无触痛、活动度情况。

2.全身

重要脏器功能状况。

五、护理要点及措施

(一)术前护理要点及措施

1.全面评估患者

评估内容包括健康史及其相关因素、身体状况、生命体征以及神志、精神状态、行动能力等。

2.心理护理

通过交流和沟通,了解患者及其家属情绪和心理变化,采取诱导方法逐渐使其接受并正视现实;医护人员应热情、耐心、服务周到,对患者给予同情、理解、关心、帮助,告诉患者不良的心理状态会降低机体的抵抗力,不利于疾病的康复。解除患者的紧张情绪,更好地配合治疗和护理。

(二)术后护理要点及措施

(1)患者术后清醒返回病房后,给予去枕平卧位,头偏向一侧;麻醉完全清醒后若病情允许,可取半卧位,以降低切口张力,以利呼吸和引流。为防止术后肝断面出血,一般不鼓励患者早期活动。术后24小时内应平卧休息,避免剧烈咳嗽。

(2)术后24小时内持续低流量吸氧。

(3)术后密切观察病情,观察患者血压、脉搏等变化,注意观察腹部体征,及时发现可能发生的内出血。

(4)密切观察伤口有无渗血,一旦发现,应观察出血量、速度、血压、脉搏;如有休克征象,应及时报告医师,及时进行处理。除药物止血外,必要时准备手术止血。

(5)术后患者留置腹腔引流管、胃管、尿管,要加强护理。活动、翻身时要避免引流管打折、受压、扭曲、脱出等。保持引流通畅,定时挤压引流管,避免因引流不畅而造成感染,腹腔引流管引流的血性液,每日更换引流袋以防感染。

(6)术后引流液的观察是重点,每日记录和观察引流液的颜色、性质和量,如在短时间内引流出大量血性液体,应警惕发生继发性大出血的可能,同时密切观察血压和脉搏的变化,发现异常及时报告医师给予处理。若引流液含有胆汁,应考虑胆漏。

(7)体液平衡的护理,准确记录 24h 出入量。检测电解质,保持内环境稳态。

六、健康教育

(1)出院前向患者及家属详细介绍出院后有关事项,并将有关资料交给患者或家属,告知患者出院后 1 个月复诊,以后建议 3~6 个月定期复查。

(2)告诉患者术后注意劳逸结合,避免过度劳累,适当进行户外活动及轻度体育锻炼,如散步、下棋、打太极拳等户外活动,以增强体质,防止感冒及其他并发症的发生,戒烟酒。

(3)保持心情舒畅和充足的睡眠,每晚持续睡眠应达到 6~8h。

(4)告诫患者如有异常情况应及时来院就诊。

(5)饮食指导以高热量、高蛋白、高维生素、低脂肪、易消化的食品,少吃动物脂肪,动物内脏、油炸、辛辣食品。饮食要规律,注意食物搭配,合理营养。

(6)指导患者亲属要关心患者,经常陪伴患者参加户外活动。多交流了解患者的思想状况,让患者及时了解外面发生的事情。应让患者保持良好的心境,忌生气。

第五节　胆道疾病

一、解剖生理概要

胆道系统分为肝内和肝外两大系统,包括肝内胆管、肝外胆管、胆囊及 Oddi 括约肌。胆道系统起于肝内毛细胆管,以胆总管开口于十二指肠乳头。

(一)肝内胆管

起自肝内毛细血管,逐级汇合成小叶间胆管、肝段、肝叶胆管和肝内左右肝管。其行径与肝内动脉、门静脉分支基本一致,三者同由一结缔组织鞘(Gisson 鞘)包裹。

(二)肝外胆管

由肝外左、右肝管及肝总管、胆囊、胆总管等组成。肝外左、右肝管,于肝门下方汇合形成肝总管。肝总管长约 3.0cm,直径 0.4~0.6cm,沿肝十二指肠韧带右前下行与胆囊管汇合形成胆总管。胆总管长 7.0~9.0cm,直径 0.6~0.8。80%~90% 的入胆总管与主胰管在十二指肠壁内汇合形成共同通道,并膨大形成胆胰壶腹,又称乏特(Vater)壶腹,周围有 Oddi 括约肌包绕,开口于十二指肠乳头。

(三)胆囊和胆囊管

胆囊为一外观呈梨形的囊性器官。位于肝脏面的胆囊窝内,长 5.0~8.0cm,宽 3.0~5.0cm,容积为 40~60mL。胆囊分底、体、颈三个部分。底部圆钝,为盲端;体部向前上弯曲变窄形成胆囊颈,颈上部呈囊性膨大,称为 Hartmann 袋,常是胆囊结石滞留的部位。

胆道系统具有分泌、储存、浓缩和输送胆汁的功能。对胆汁排入十二指肠有重要的调节作用。

二、胆道疾病的特殊检查和护理

随着现代影像学技术的发展,胆道疾病的诊断有了明显的改善,以下是目前临床常用的特殊检查,护理人员须做好检查前后的配合与护理。

(一)B超

B超为胆道疾病检查的首选方法,是一种安全、快速、经济而又简单准确的检查方法。超声诊断胆囊结石、胆囊息肉样病变、急性或慢性胆囊炎及胆囊癌变等病变,诊断正确率可达90％以上。超声探查肝内胆管、肝外胆管有无扩张,可判定胆道梗阻部位及原因,诊断准确率也高。术中B超可进一步提高肝胆疾病的诊断率。由于进饮食后胆囊排空及肠内积气,影响观察,故检查前应禁食12h,禁水4h。检查中多取仰卧位;左侧卧位有利于显示胆囊颈及肝外胆管;坐位或站位可用于胆囊位置较高者。

(二)X线胆道造影检查

1.手术中胆管造影和手术后经T管胆管造影

胆道手术(包括腹腔镜手术)中,经胆囊管置管或胆总管穿刺注入造影剂直接造影,可清楚地显示肝内外胆管,了解胆管内病变以便决定是否需探查胆道。术后2周后胆道T管拔管前应常规行胆道造影,可经T管注入造影剂造影,以判定有无残余结石或胆管狭窄。腹腔镜胆囊切除术中行胆管造影,可观察有无术中胆管损伤。心功能不全、凝血功能不良、急性胆道感染及碘造影剂过敏者禁忌。造影后应观察有无过敏反应、出血、感染及引流异常的发生,如有异常,及时报告医师,采取有效措施。

2.经皮肝穿刺胆道造影(PTC)

PTC是在X线电视或B超引导下,利用特制穿刺针经皮下穿入肝内胆管,再将造影剂直接注入胆道而使肝内外胆管迅速显影的一种顺行性胆道直接造影方法。PTC可清楚地显示肝内外胆管的情况,包括病变部位、范围、程度和性质等,有助于胆道疾病,特别是阻塞性黄疸的诊断和鉴别诊断。本法操作简单,成功率高,有胆管扩张者更易成功。但本法为有创检查,有可能会出现胆瘘、出血、急性胆管炎等并发症,术前应检查凝血功能,注射维生素K 2～3d,必要时应用抗生素。常规行碘过敏试验,并做好造影后即刻剖腹探查的各种准备工作,以备及时处理胆汁性腹膜炎、出血等紧急并发症。急性胰腺炎、碘造影剂过敏、凝血功能不良者禁忌。术后应卧床休息4～6h,定时测血压、脉搏,注意有无内出血及胆瘘发生,置管引流者应做好引流管的相关护理。经皮肝穿刺置管引流(PTCD)是在PTC的基础上,借助导丝向扩张的肝内胆管置入导管以行胆道减压,既可达到诊断的目的,又可术前减轻胆汁淤积,对不能手术的梗阻性黄疸患者还可作为治疗措施。

3.经内镜逆行性胰胆管造影(ERCP)

ERCP是在纤维十二指肠镜直视下通过十二指肠乳头将导管插入胆管或胰管内进行造影的方法。它可观察十二指肠有无占位性病变,显示胆道梗阻的部位和原因,并可进行活检,也可经内镜括约肌切开,或向胆道内插入导管以便引流胆汁,即作为术前减轻黄疸或非手术治疗恶性肿瘤所致梗阻性黄疸的手段。ERCP的成功率受操作者技术水平等因素影响较大。少数患者检查后可诱发胆管炎和胰腺炎,术后3h内及次日早晨应各检测血清淀粉酶1次,注意观察有无发热、腹痛、腹膜刺激征等征象,发现异常及时处理。

4.电子计算机 X 线断层扫描(CT)

CT 能清楚显示胆道系统不同水平、不同层面的图像,如肝内胆管扩张、胆囊结石及其他病变、胆管梗阻部位和原因等,均可使用 CT 协助诊断。该项检查是无损伤性诊断方法,简便、安全、准确。CT 检查前 2d 应进食少渣和产气少的食物,检查前 4 小时禁食。

(三)胆道镜检查

协助诊断和治疗胆道结石,了解胆道有无狭窄、畸形、肿瘤和蛔虫等。胆道手术中由胆总管的切口插入胆道镜,可以检查胆总管下端的病变,还可以向上导入肝内,检查二级、三级胆管的病变,如发现结石可通过胆道镜用网套、冲洗等方法取出细小胆管内的结石。手术 6 周后可经 T 管瘘管途径置入胆道镜,在胆管内进行检查、取石、取虫、冲洗、灌药、气囊扩张狭窄等。检查后应观察患者有无发热、恶心、呕吐、腹泻和胆道出血;注意有无腹膜炎的症状和体征。发现异常,及时处理。

(四)磁共振成像或磁共振胆胰管成像

磁共振(MRI)具有良好的软组织对比,以及多层面多角度成像的能力,对于胆系的显示优于 CT,尤其是磁共振胰胆管成像(MRCP),可显示整个胆道系统的影像,在诊断先天性胆管囊性扩张症及梗阻性黄疸等方面具有特别重要的价值。MRI 检查前嘱患者取下义齿及首饰等一切金属物品,手机、磁卡亦不能带入检查室。此外,应告诉患者检查过程中有噪声,让患者做好心理准备。

三、胆石症

(一)概述

胆石症(cholelithiasis)包括发生在胆囊的结石和胆管的结石,是临床的常见病和多发病,随着年龄的增长发病率逐年上升,女性比男性高 1 倍左右。

1.胆石的分类

(1)按胆石成分分类:可分为胆固醇结石、胆色素结石和混合性结石三种。胆固醇结石以胆固醇为主要成分,由于饮食、代谢等因素,胆汁中胆固醇呈过饱和状态,因而发生沉淀和结晶;胆囊收缩功能紊乱。胆囊内胆汁淤滞也是重要病因。胆色素结石以胆红素为主、其成因与胆道寄生虫、胆道感染、胆管变异、胆汁淤滞等因素有关。混合性结石由胆红素、胆固醇、钙盐等多种成分混合而成。

(2)按解剖部位分类:可分为胆囊结石、肝外胆管结石和肝内胆管结石。胆囊结石患者约占全部胆石患者的 50%,多为胆固醇结石或以胆固醇为主的混合性结石。肝外胆管结石占全部胆石症的 20%～30%,其中多数在胆总管的下端,大多数是胆色素结石或以胆色素为主的混合性结石,小部分是从胆囊排至胆总管内的胆固醇结石。肝内胆管结石占全部胆石症的 20%～30%。多为胆色素结石或以胆色素为主的混合性结石。

2.胆结石的成因

胆固醇结石形成基本因素是胆汁成分和理化性质发生了改变,导致胆汁中胆固醇呈过饱和状态,易于析出结晶,沉淀为胆固醇结石。此外,还可能与胆汁中存在促成核因子、大量黏液糖蛋白、胆囊收缩功能减低及胆囊内胆汁淤滞等有关。胆色素结石多与胆道感染、胆汁淤滞、胆管变异、胆道蛔虫等因素有关,其中以蛔虫残骸或肝吸虫为核心的胆石较多见。肝外胆管结石可源发于胆道,也可由胆囊结石排入胆总管,胆道蛔虫残骸亦可形成肝外胆管结石。

(二)护理评估

1.健康史

了解患者的年龄、性别、饮食习惯、营养状况等,同时注意询问有无胆道蛔虫、肝吸虫等病史。

2.临床表现

(1)胆囊结石:约 30％的胆囊结石患者可终身无临床症状,而是在其他检查、手术或尸体解剖时被偶然发现,称为静止性胆囊结石。单纯性胆囊结石、无梗阻和感染时,常无临床症状或仅有轻微的消化道症状。当结石嵌顿时,则可有明显的急性胆囊炎的症状和体征。

(2)肝外胆管结石:取决于有无感染及梗阻,一般可无症状。但当结石阻塞胆管并继发感染时,其典型的临床表现为夏柯(Charcot)三联征,即腹痛、寒战高热和黄疸。

(3)肝内胆管结石:肝内胆管结石因存在于肝内的部位不同,其临床表现各异。一般患者的临床表现不如肝外胆管结石典型和严重,易误诊为慢性肝病。

3.心理状况

了解患者及其家属对本病的认知、家庭经济状况、心理承受程度及对治疗的期望等。

4.辅助检查

B超是胆囊结石首选的辅助诊断方法,诊断正确率可达 96％以上。B超发现胆囊内有结石光团和声影,并随体位改变而移动,还可以提示结石存在的部位,有无胆管扩张,有无肝萎缩。必要时行 CT、MRI、PTC、ERCP 等检查,了解梗阻的部位、程度、结石的大小和数量等。

(三)治疗要点

1.胆囊结石治疗

胆囊切除是治疗胆囊结石的首选方法。对无症状的胆囊结石,一般认为不需立即行胆囊切除,只需观察和随诊。

2.肝外胆管结石治疗

现仍以手术治疗为主。原则是:术中尽可能取尽结石,解除胆道狭窄和梗阻,去除感染病灶,术后保持胆汁引流通畅,预防胆石再发。常用的手术方法有胆总管切开取石加 T 管引流术、胆肠吻合术及 Oddi 括约肌成形术或经内镜下括约肌切开取石术等。

3.肝内胆管结石治疗

宜采用手术为主的综合治疗。手术常用的方法有高位胆管切开及取石.胆肠内引流手术等;其他方法有溶石疗法、输液、抗生素、中药和补充营养等中西医结合治疗。

(四)主要护理诊断及合作性问题

1.焦虑

焦虑与胆道疾病反复发作、复杂的检查和担心治疗效果有关。

2.疼痛

疼痛与胆结石梗阻和急性炎症有关。

3.体液不足

体液不足与 T 管引流及并发急性梗阻性化脓性胆管炎、休克有关。

4.营养失调

营养失调与食欲减退、高热、呕吐和感染中毒有关。

5.有 T 管引流异常的危险

T 管引流异常与 T 管的脱出、扭曲、阻塞、逆行感染等因素有关。

6.其他

潜在并发症:休克、出血、胆瘘、结石残留、腹腔感染等。

(五)护理措施

1.非手术治疗患者的护理

(1)心理护理:起病急骤及剧烈的疼痛刺激常使患者产生焦虑,护理人员应稳定患者情绪。认真倾听患者的主诉,鼓励患者主动诉说自己的感受,适当解释病情,降低或消除压力。

(2)病情观察:观察腹痛的部位、性质,有无诱因及持续时间,注意黄疸及腹膜刺激征的变化,观察有无胰腺炎、腹膜炎、急性重症胆管炎的发生;注意生命体征及神志变化,如果血压下降,神志改变,说明病情危重,可能有休克发生;及时了解实验室检查结果。

(3)饮食护理:胆道疾病患者对脂肪消化吸收功能降低,而且常有肝功能损害,故应给低脂高糖、高维生素、易消化饮食,肝功能较好者可给富含蛋白质饮食。对病情较重的急性腹痛或伴恶心、呕吐,特别是怀疑急性梗阻性化脓性胆管炎者,应暂禁食,注意静脉补液,防止水、电解质紊乱及酸碱平衡失调。

(4)体位:注意卧床休息,有腹膜炎者宜取半卧位。

(5)对症护理:黄疸患者皮肤瘙痒时可外用炉甘石洗剂止痒,温水擦浴;高热患者选用物理和(或)药物降温;疼痛剧烈的患者,在诊断明确后可遵医嘱通过口服、注射等方式给予消炎利胆、解痉或止痛药,减轻腹痛。常用哌替啶 50mg、阿托品 0.5mg 肌内注射,但勿使用吗啡,以免引起 Oddi 括约肌痉挛,使胆道梗阻加重;有腹膜炎者,执行腹膜炎有关非手术疗法护理;重症胆管炎者应加强休克有关护理。

(6)控制感染:按医嘱合理使用抗生素。

(7)中医中药:及时正确使用溶石、排石、疏肝利胆等中药制剂。

(8)进行胆道特殊检查时,应做好检查前准备及检查后护理。

2.手术后护理

(1)执行腹部外科手术后一般护理。

(2)病情观察:注意神志、生命体征、尿量及黄疸的变化。若黄疸逐渐减退,说明病情正趋好转;若黄疸不减或逐日加重,或突然出现黄疸,应及时与医师联系。观察腹部症状、体征变化。记录腹腔引流的性状和量,以判断有无胆汁渗漏及出血的发生。观察伤口情况。

(3)饮食及输液:术后1～2d胃肠道功能恢复后进流食,后逐渐改为半流质饮食,术后5～7d 后可给予低脂普食;适当静脉输液,维持水、电解质及酸碱平衡。医嘱术后继续使用抗生素及采取保肝措施。

(4)体位与活动:病情平稳后可取半卧位,有利于改善呼吸和减轻疼痛,使腹腔炎症局限;无禁忌证者应鼓励患者早期活动,促进肠蠕动的恢复,防止肠粘连。

(5)T 管引流的护理

妥善固定:T管由皮肤戳口穿出后用缝线和胶布固定于腹壁,回病房后应将无菌袋固定于床沿。避免将管道固定在床上,以防应翻身、搬动、起床活动时牵拉而脱落。

保持通畅:随时检查T管是否通畅,避免受压,折叠,扭曲,应定期向远端挤捏。术后5~7d禁止加压冲洗引流管,此时引流管与周围组织及腹壁间尚未形成粘连,有可能导致脓液或胆汁随冲洗液流入腹腔,引发腹腔或膈下感染。如有阻塞,且允许冲洗时,可以少量无菌盐水缓缓冲洗,切勿加压。

防止感染,引流袋固定不得高于引流口水平,防止胆汁逆流;定期更换引流袋,每日更换1次;在进行引流管伤口换药及定期更换引流瓶时,严格无菌操作。

观察胆汁情况:观察胆汁颜色、质量,有无鲜血或结石、蛔虫及沉淀物,必要时送检查和细菌培养。正常胆汁呈深绿色或棕黄色,较清晰无沉淀物。颜色过淡或过于稀薄(表示肝功能不全)、混浊(感染)或有泥沙样沉淀(结石)均不正常。胆汁引流量一般每日 300~700mL,量少可能因T管阻塞或肝功能衰减所致,量多可能是胆总管下端不够通畅。

观察患者全身状况:如患者体温下降,大便颜色加深,黄疸消退,说明胆道炎症消退。部分胆汁已进入肠道。否则表示胆管下端尚不通畅,如有发热或腹痛,考虑胆汁渗漏致胆汁性腹膜炎的可能时,及时与医师联系。

T管造影:拔除T管前,一般应行造影检查,以了解胆管内情况。将造影剂注入T管。如显示胆道畅通无残余结石,继续放开T管引流胆汁1d;若有残余结石则暂不能拔除,嘱患者带管出院,休养多日后以胆道镜取石。

拔管:一般T管放置2周左右,如无特殊情况即可考虑拔管。拔管前必须先试行夹管1~2d,夹管时注意患者腹痛、发热、黄疸是否又出现。若有以上现象,表示胆总管下端仍有阻塞,暂时不能拔管,应开放夹管处,继续引流。若观察无异常,可拔管。拔管后引流口有少量胆汁溢出,为暂时现象,可用无菌纱布敷盖,数日后即愈合。

(六)健康教育

(1)合理安排作息时间,劳逸结合,避免过度劳累及精神高度紧张。

(2)宜低脂饮食,忌油腻食物,少量多餐,避免过饱。

(3)告诫患者结石复发率高,出现腹痛、发热、黄疸时应及早来院治疗。

(4)进行T管留置者的家庭护理指导。应避免举重物或过度活动,防止T管脱出。尽量穿宽松柔软的衣服,避免盆浴。淋浴时可用塑料薄膜覆盖置管处,敷料一旦湿透应更换。保持置管皮肤及伤口清洁干燥。指导患者及家属每日同一时间倾倒引流液,观察记录引流液量及性状。若有异常或T管脱出或突然无液体流出时,应及时就医。

(5)对于肝内胆管结石、手术后残留结石或反复手术治疗的患者,医护人员要为患者提供心理支持,鼓励患者树立信心,只要注意饮食、劳逸结合、情绪稳定。可以恢复正常生活和工作。

四、胆道感染

(一)概述

胆道感染是指胆囊壁和(或)胆管壁受到细菌侵袭而发生的炎症反应,胆汁中有细菌生长。

1.病因

感染常见细菌为革兰氏阴性杆菌,如大肠埃希菌、克雷伯菌等;革兰氏阳性为肠球菌,25%~30%的合并厌氧菌感染。胆石症在静止期可无明显症状及体征,或仅有上腹部不适、隐痛、厌油腻饮食等症状;当胆道某一部位发生胆石移动、梗阻或细菌感染时,可出现中右上腹绞痛、发热、黄疸等症状,右上腹可出现压痛、反跳痛或扪及肿大胆囊的底部。重症感染可并发胆囊坏疽穿孔、胆道出血、肝脓肿、中毒性休克等。

(1)胆道梗阻:造成梗阻的常见原因有结石蛔虫、狭窄及肿瘤等,以结石最为多见。

(2)细菌感染:细菌多来源于肠道,可经胆道逆行、直接蔓延或经血循环和淋巴途径入侵。

(3)创伤、化学性刺激:如手术、严重创伤、胰液反流等。

2.分类与病理

(1)急性胆囊炎:病理类型分3型

急性单纯性胆囊炎:炎症初期,病变局限于黏膜层,仅有充血、水肿和渗出。

急性化脓性胆囊炎:病变扩展到胆囊全层,白细胞弥散性浸润,黏膜有散在的坏死和溃疡,胆汁呈脓性,浆膜面有脓性渗出物。

急性坏疽性胆囊炎:病变进一步加重,胆囊内压力持续增高,压迫囊壁致血运障碍,引起组织坏疽、穿孔和胆汁性腹膜炎。

(2)慢性胆囊炎:急性胆囊炎反复多次发作或长期存在的胆囊结石,可使胆囊壁纤维化,结缔组织增生,胆囊萎缩,囊壁增厚,形成慢性胆囊炎。若结石嵌顿,造成胆囊颈梗阻,可引起慢性胆囊炎急性发作。

(3)急性胆管炎:胆管结石造成胆管梗阻和狭窄,使胆汁排出不畅,胆汁淤滞,继发感染。胆管组织充血、水肿、渗出,发生急性胆管炎。

(4)急性梗阻性化脓性胆管炎(AOSC)或急性重症胆管炎(ACST):随着胆管梗阻加重,甚至完全梗阻,腔内压力不断升高,胆管壁糜烂、坏死,胆管内充满脓性胆汁,称为 AOSC 或 ACST。当胆管内压力超过 2.94kPa(30cmH_2O)时,胆管内脓性胆汁及细菌逆流进入肝窦,大量细菌和毒素进入体循环引起全身脓毒症或感染性休克,严重者可导致 MODS。

(二)护理评估

1.健康史

评估时着重了解患者有无胆道结石、梗阻、创伤及手术病史,同时应注意询问年龄、性别、饮食习惯、营养状况等。

2.临床表现

(1)急性胆囊炎:患者约95%有胆囊结石,主要表现如下。

胆绞痛,常发生于饱餐、进油腻食物后,疼痛位于上腹部或右上腹部,呈阵发性,可向右肩胛部和背部放射。

恶心、呕吐。

发热或中毒症状。

Murphy 征阳性,即用左手拇指压于右,上腹肋缘下胆囊区,嘱患者深呼吸,如出现突然吸气暂停,称为 Murphy 征阳性。

有时可触及肿大的胆囊。

并发症,急性化脓性和坏疽性胆囊炎可致局限性或弥散性腹膜炎、急性胆管炎和急性胰腺炎等。

(2)慢性胆囊炎:症状不典型,多数患者可有胆绞痛病史,有厌油、腹痛、嗳气等消化不良的症状,也可有上腹隐痛,一般不发热。体检右上腹可有轻压痛或不适,易误诊为"胃病"。

(3)急性胆管炎:典型的临床表现为查科三联征(Charcottriad),即腹痛、寒战高热和黄疸。

(4)急性梗阻性化脓性胆管炎:大多数患者有反复发作的胆道病史,部分患者有胆道手术史。发病急骤,病情进展快,除具有一般胆管炎的 Charcot 三联征外,还可出现感染性休克、神志改变,即 Recnolds 五联征。

患者常表现为突发的剑突下或右上腹持续性剧痛,可持续性加重,并向右肩胛下及腰背部放射,继而出现畏寒、发热,严重时明显寒战,体温持续升高达 39～40℃或更高,呈弛张热。多数患者伴胃肠道症状,如恶心、呕吐等。绝大多数患者可出现较明显黄疸。剑突下及右上腹有不同程度和不同范围的腹膜刺激征,可有肝大和肝区叩痛,有时可扪及肿大的胆囊。同时患者可有感染性休克表现,如呼吸急促、出冷汗、脉搏快而弱,可达 120 次/min 以上,血压降低,出现皮下瘀斑或全身发绀。神志改变主要表现为神情淡漠、嗜睡,甚至昏迷。如未予及时有效的治疗,病情继续恶化,将发生急性呼吸衰竭和急性肾衰竭等,严重者可在短期内死亡。

3.心理状况

胆道疾病与患者的生活方式、饮食习惯等关系密切。干预其生活习惯或行为可能使患者有不适应感;症状的反复、并发症的出现或被告知手术时,患者易产生精神紧张、焦虑或不安全感。胆道结石等多次手术治疗仍不能痊愈,经济负担加重,可使患者对治疗信心不足或沮丧,甚至表现出不合作的态度。

4.辅助检查

(1)实验室检查:急性感染时,血白细胞计数升高,甚至可超过 $20 \times 10^9/L$,中性粒细胞比例明显升高,可出现中毒颗粒;肝功能检查见血清转氨酶、谷氨酰转肽酶和胆红素升高;凝血酶原时间延长;寒战、高热时血培养阳性。

(2)影像学检查:首选 B 超,如发现胆囊增大或胆囊壁增厚时,提示胆囊积液或有急性胆囊炎。胆囊壁增厚、胆囊腔缩小或萎缩,排空功能减退或消失,提示慢性胆囊炎。B 超检查可了解是否合并肝硬化、脾大、门静脉高压及有无肝内外胆管结石和扩张等。必要时可行 CT、ERCP、MRCP、PTC、MRI 等检查。

(三)治疗要点

1.早期诊断、早期治疗

根据不同病情进行综合治疗,是提高疗效的关键。

2.非手术治疗

既是治疗手段,又作为手术前的准备。

3.早期手术切除

早期手术切除是最有效的治疗方法。手术疗法主要是根据患者全身情况、肝硬化程度、肝功能代偿情况、肿瘤大小和部位等分别选用局部的肝部分切除、肝段切除、肝叶切除。有条件的可考虑全肝切除后的肝移植手术。

4.其他疗法

对不能切除的肝癌,应根据具体情况,采用肝动脉结扎、肝动脉栓塞、肝动脉灌注化疗、超引导下经皮肝穿刺肿瘤注射无水乙醇、液氮冷冻、激光气化、微波热凝等方法单独或联合应用都有一定疗效。还可以采用化学药物治疗、放射治疗、免疫治疗和中药治疗等。

5.急性胆囊炎

(1)非手术治疗:包括禁食、胃肠减压、补液;解痉止痛;应用抗生素控制感染。胆囊炎症状控制后合并结石者,可行溶石治疗。

(2)手术治疗:包括胆囊切除术和胆囊造口术。

6.慢性胆囊炎

对临床症状明显又伴有胆囊结石者,应手术治疗。对年老体弱或伴有重要器官严重器质性病变者可采取非手术治疗。

7.急性梗阻性化脓性胆管炎

本病若不及时治疗,病死率较高。最有效的治疗方法是紧急手术,迅速解除胆道梗阻并置管引流,达到有效减压,控制感染,抢救生命的目的。通常采用胆总管切开减压、取石T管引流术。

(四)主要护理诊断及合作性问题

1.焦虑或恐惧

焦虑或恐惧与病变反复发作、多次手术而担忧手术效果及预后等有关。

2.舒适的改变:腹痛、瘙痒

腹痛、瘙痒与胆道结石、感染、黄疸等有关。

3.体温过高

体温过高与胆道感染、手术后合并感染有关。

4.营养失调:低于机体需要量

低于机体需要量与食欲减退、高热、呕吐和感染中毒有关。

5.有T管引流异常的危险

T管引流异常与T管的脱出、扭曲、阻塞、逆行感染等因素有关。

6.知识缺乏

缺乏与本病相关的预防、治疗及康复知识。

7.其他

潜在并发症:休克、出血、胆瘘、肝功能障碍等。

(五)护理措施

感染和结石往往同时存在,具体护理措施参见胆道结石患者的护理。

五、胆道蛔虫病

胆道蛔虫病(biliary ascariasis)是常见的外科急腹症,农村发病率较城市局,与农村的卫生条件较差有密切的关系。随着农村医疗卫生条件的改善,发病率逐渐下降。

（一）护理评估

1.健康史

胆道蛔虫病多发生在青少年和儿童，为肠道蛔虫上行钻入胆道所引起。蛔虫寄生于小肠中下段，喜碱性环境，好钻孔，若感知寄生环境发生改变，如胃肠道功能紊乱、驱虫不当、妊娠、饥饿、Oddi 括约肌功能失调时，即可钻入胆道内而发病。

2.身体状况

临床表现的特点为剧烈腹痛与较轻的腹部体征。患者常突发上腹部或剑突下钻顶样剧烈疼痛，坐卧不安，大汗淋漓。疼痛可向右肩背部放射，伴恶心、呕吐，呕吐物中有时可见蛔虫。本病特点为临床症状与体征不符。患者疼痛可突然停止，间歇期可无任何症状。体格检查可在剑突下或稍右方有轻度深压痛。若继发胆道感染可出现相应症状和体征。

3.辅助检查

（1）B 超：本病的首选检查方法，可显示胆管内蛔虫的影像。

（2）实验室检查：血常规提示白细胞计数和嗜酸性粒细胞比例增高。大便中可检出蛔虫卵。

4.治疗要点

以非手术治疗为主，包括解痉止痛、利胆驱虫、控制感染和纠正水、电解质平衡紊乱等。非手术治疗无效或出现并发症时应进行手术治疗，胆总管切开驱虫加 T 形管引流为首选。

（二）护理诊断/问题

1.疼痛

疼痛与蛔虫刺激 Oddi 括约肌痉挛、胆道梗阻有关。

2.营养失调（低于机体需要量）

低于机体需要量与恶心、呕吐、剧烈疼痛有关。

3.知识缺乏

缺乏饮食卫生保健知识。

（三）护理目标

患者疼痛减轻或消失，营养状况得到改善，学会正确的饮食卫生保健知识。

（四）护理措施

1.非手术治疗的护理

（1）疼痛护理：根据病情采取非药物或药物的方法止痛。协助患者采取舒适体位，指导其进行有节律的深呼吸，以达到放松和减轻疼痛的目的。

（2）对症处理：如患者有呕吐，应做好呕吐护理，大量出汗时应及时协助患者更衣。

2.心理护理

了解患者及家属对治疗的心理反应，观察患者有无烦躁不安、焦虑、恐惧的心理。耐心倾听患者及家属的想法，消除患者顾虑，使之能积极配合手术。

3.健康教育

养成良好的饮食及卫生习惯，正确服用驱虫药，应于清晨空腹或晚上睡前服用，服药后注意观察大便中是否有蛔虫排出。

（五）护理评价

患者的疼痛是否减轻或消失，营养状况是否得到改善，是否掌握正确的饮食卫生保健知识，有无发生并发症或并发症是否能得到及时发现和处理。

六、胆囊息肉

胆囊息肉（gallbladder polyp）又称为胆囊息肉样病变（polypoid lesion of gallbladder，PLG），是指向胆囊腔内呈突出或隆起的一类病变。胆囊息肉的病因尚不清楚，但一般认为该病的发生与胆囊慢性炎症有密切关系。病理分为非肿瘤病变与肿瘤性病变两大类。非肿瘤性病变包括：胆固醇息肉、炎症性息肉、腺肌性增生等。肿瘤性病变中良性以腺瘤为主，恶性则主要为腺癌，还包括纤维瘤、平滑肌瘤、血管瘤、脂肪瘤、黏液瘤、神经鞘瘤等。由于术前难以确定性质，故统称为"胆囊息肉样病变"。患者绝大多数在 B 超体检时发现，一般无临床症状，且胆囊功能良好。少数患者可有右上腹疼痛，恶心、呕吐，食欲减退。极个别患者可引起梗阻性黄疸、无结石性胆囊炎、胆道出血、胰腺炎等。患者可有右上腹压痛。B 超是首选的检查方法，但很难分辨良恶性。无症状的患者应予定期 B 超随访，每 6 个月一次。若出现明显症状者宜手术治疗，直径小于 2cm 的胆囊息肉可行腹腔镜胆囊切除，超过 2cm 或者高度怀疑恶变者应剖腹手术，以便于行根治手术。对无症状患者，但有下列情况应予手术：单个息肉直径超过 1cm，年龄超过 50 岁，B 超连续检查发现息肉增大，腺瘤样息肉或基底宽大，合并胆囊结石或胆囊壁增厚。

七、胆囊癌

胆囊癌（carcinoma of gallbladder）是最常见的胆道恶性肿瘤，发病率随年龄增长而增多，90％的患者发病年龄超过 50 岁，多见于女性。

（一）病因

本病病因尚不明确，流行病学显示大多数患者合并有胆囊结石，说明胆囊黏膜受结石长期物理刺激、慢性炎症、感染、细菌代谢的致癌物质作用等因素有关。此外，发现的可能致癌因素还有：胆囊空肠吻合术后、完全钙化的"瓷化"胆囊、胆囊腺瘤、胆胰结合部异常、溃疡性结肠炎等。

（二）病理

胆囊癌多发生在胆囊体部和底部。病理最多见为腺癌，其余为未分化癌、鳞癌、混合瘤或棘皮瘤。尚有其他罕见的肿瘤包括类癌、肉瘤、黑色素瘤和淋巴瘤等。胆囊癌沿淋巴转移较常见，肝转移也常见。还可经过静脉、神经、胆管腔内转移、腹腔播散、直接浸润。

（三）临床表现

原发性胆囊癌早期无特异性症状和体征，常表现为患者已有的胆囊或肝脏疾病，甚至是胃病的临床特点，易被忽视。大多数患者以上腹疼痛、不适为主诉，继而发生黄疸、体重减轻等。当肿瘤侵犯至浆膜或胆囊床时，可出现定位症状，表现为右上腹痛，可放射至肩背部，胆囊管梗阻时可触及增大的胆囊。

晚期患者可见右上腹包块，伴有腹胀、体重减轻或消瘦、食欲差、贫血、肝大，甚至出现黄疸、腹腔积液、全身衰竭。肿瘤穿透浆膜时可致胆囊急性穿孔、急性腹膜炎、胆道出血，也可慢性穿透至其他脏器形成内瘘。还可引发胆道出血、肝弥散性转移、肝衰竭等。

（四）辅助检查

血清癌胚抗原（CEA）、肿瘤标志物 CA19－9、CA125 升高,但无特异性。B 超、CT 检查能显示胆囊壁内肿物,或能发现肝转移或淋巴结增大;增强 CT 或 MRI 可显示肿瘤及其血液供应情况。B 超下细针抽吸活检有助于确定诊断。

（五）治疗原则

胆囊癌首选手术治疗,可根据病变程度选择手术方法。化学治疗和放射治疗效果均不理想。

1.单纯胆囊切除术

适用于癌肿仅限于胆囊黏膜层者,这种情况多半是因胆囊良性病变而行胆囊切除,术中或术后病理检查时发现为胆囊癌。

2.胆囊癌根治性切除或扩大根治术

适用于癌肿侵及胆囊肌层或全层,伴有区域淋巴结转移者。根治术切除范围包括胆囊、胆囊床外 2cm 肝组织及胆囊引流区域淋巴结清扫。扩大根治术还包括右半肝或右三叶肝切除、胰十二指肠切除、肝动脉和（或）门静脉重建术。

3.姑息性手术

适用于癌肿不能被切除,或已有远处转移者。可缓解症状,采用内镜或介入方法解除梗阻性黄疸。

八、胆管癌

胆管癌（carcinoma of bile duct）包括肝内胆管细胞癌、肝门胆管癌和胆总管癌 3 种。其中以肝门部胆管癌最为多见,发生在左右肝管及肝总管。我国胆管癌的发病的高峰年龄为 50～60 岁,男性多于女性。

（一）病因

胆管癌的病因至今尚不十分清楚。约 1/3 的胆管癌合并胆管结石,因而认为结石对胆管黏膜的慢性炎症刺激可能是诱发胆管癌的原因之一。与本病可能有关的因素还有:溃疡性结肠炎、原发性硬化性胆管炎、先天性胆管囊肿癌变、胰液反流、胆汁淤滞、华支睾吸虫感染等。近年来分子生物学研究表明 K-ras 基因突变在胆管癌的发展中可能起比较重要的作用。

（二）病理

根据胆管癌发生的部位,分为上段（左右肝管至胆囊管开口以上,又称肝门部胆管癌）最多见,其次是中段（胆囊管开口至十二指肠上缘）、下段（十二指肠上缘至乳头处）胆管癌。胆管癌大体形态分为乳头状、结节状和弥散性。胆管癌一般较少形成肿块,而多为管壁浸润、增厚、管腔闭塞;癌组织易向周围组织浸润,常侵犯神经和肝脏;患者常并发肝内和胆道感染而致死。组织学类型以腺癌最常见,占 95％以上,还有未分化癌、印戒细胞癌、鳞状细胞癌等。

胆管癌的转移包括淋巴转移、血行转移、神经转移、浸润转移等。淋巴转移是胆管癌最常见的转移途径。肝门部胆管癌可经多通道沿胆管周围淋巴、血管和神经周围间隙向肝内方向及十二指肠韧带内扩散和蔓延,但较少发生远处转移。沿胆管壁向上下及周围直接浸润是胆管癌转移的主要特征之一。

(三)临床表现

进行性黄疸是胆管癌的主要症状,其他如体重减轻、肝大,有时能触及增大的胆囊,均常见,合并感染时出现急性胆管炎的表现。具体的临床表现因肿瘤位置、病程早晚而有所不同。位于胆总管末端壶腹部的癌肿,以胆总管及胰管的阻塞为突出症状。位于壶腹部与胆囊管之间的胆总管癌症状与胰头癌相似,但无胰腺内分泌和外分泌紊乱现象。位于肝总管内的癌肿黄疸极为显著,肝大亦较明显,胆囊则不肿大,有时仅含黏液及白胆汁。

(四)辅助检查

1.实验室检查

血清总胆红素、直接胆红素、ALP、γ-GT 显著升高,继发性肝功能损害时转氨酶轻度增高、清蛋白降低、凝血酶原时间延长。

2.影像学检查

首选 B 超检查,可见肝内胆管扩张、胆管肿物。CT、MRI 能显示胆道梗阻部位、病变性质等,其中三维螺旋 CT 胆道成像和磁共振胆胰管成像将逐渐替代 PTC、ERCP 等侵入性检查。

(五)治疗原则

胆管癌化学治疗和放射治疗效果不肯定,以手术治疗为主,根据癌肿部位采用不同的手术方法。肝门胆管癌根据病变部位行肝门胆管、胆囊、肝外胆管切除、胆管空肠吻合术或者胆管癌切除加同侧肝切除、对侧胆管空肠吻合术。中段的胆管癌可采胆总管部分切除、肝十二指肠韧带淋巴结清扫和肝总管空肠 Roux-en-Y 吻合术。下段胆管癌一般需行胰十二指肠切除术。无法手术切除者,可采用各种肝管空肠吻合术,也可采用非手术胆道引流,如经皮肝穿刺胆道造影并引流或放置内支架、经内镜鼻胆管引流或放置内支架。癌肿压迫消化道梗阻者,行胃空肠吻合术恢复消化道通畅。

(六)护理措施

1.缓解疼痛

根据疼痛程度采用非药物或药物方法止痛。

2.营养支持

合理控制疼痛、恶心、呕吐,减轻这些症状对患者进食的影响。给予清淡饮食增进患者食欲。必要时,给予肠内、外营养支持。

3.减轻焦虑

根据患者的心理特点给予心理支持。

4.术前准备

纠正凝血功能障碍,肌内注射维生素 K_1。对于较长时间、严重黄疸的患者,尤其是可能采用大范围肝、胆、胰切除手术的患者,加强肝功能的保护,使用药物降低转氨酶、补充能量、增加营养,如高渗葡萄糖、人血清蛋白、支链氨基酸等,还要注意避免使用对肝脏有损害的药物。

5.术后护理

(1)饮食与营养:禁食水期间给予肠内或肠外营养。经口进食后给予清淡、易消化的饮食。

(2)腹腔镜术后护理:术后禁食 6h,之后由流质饮食到清淡、易消化、高热量、高维生素、高蛋白的饮食。给予吸氧 2～3L/min,持续 6h,同时鼓励患者深呼吸、有效咳嗽,以利于 CO_2 排出,避免高碳酸血症。患者可有肩背部酸痛,因为 CO_2 集聚于膈下产生碳酸,刺激膈肌及胆囊床创面,一般无须特殊处理,随着 CO_2 的排出可自行缓解。

6.并发症的观察和护理

观察生命体征、腹部情况、引流液情况。若患者出现发热、腹膜炎表现,或腹腔引流见黄绿色胆汁样液体,提示胆瘘发生。一旦发生,应及时通知医师并协助处理。

7.健康教育

指导患者低脂饮食,少量多餐。非手术患者应坚持服药,并定期复查和随诊。

第六节　小肠破裂

一、概述

小肠是消化管中最长的一段肌性管道,也是消化与吸收营养物质的重要场所。人类小肠全长 3~9m,平均 5~7m,个体差异很大。分为十二指肠、空肠和回肠三个部分,十二指肠属上消化道,空肠及其以下肠段属下消化道。

各种外力的作用所致的小肠穿孔称为小肠破裂。小肠破裂在战时和平时均较常见,多见于交通事故、工矿事故、生活事故如坠落、挤压、刀伤和火器伤。小肠可因穿透性与闭合性损伤造成肠管破裂或肠系膜撕裂。小肠占满整个腹部,又无骨骼保护,因此易于受到损伤。由于小肠壁厚,血运丰富,故无论是穿孔修补或肠段切除吻合术,其成功率均较高,发生肠瘘的机会少。

二、护理评估

(一)健康史

了解患者腹部损伤的时间、地点及致伤源、伤情、就诊前的急救措施、受伤至就诊之间的病情变化,如果患者神志不清,应询问目击人员。

(二)临床表现

小肠破裂后在早期即产生明显的腹膜炎的体征,这是因为肠管破裂肠内容物溢出腹腔所致。症状以腹痛为主,程度轻重不同,可伴有恶心及呕吐,腹部检查肠鸣音消失,腹膜刺激征明显。

小肠损伤初期一般均有轻重不等的休克症状,休克的深度除与损伤程度有关外,主要取决于内出血的多少,表现为面色苍白、烦躁不安、脉搏细速、血压下降、皮肤发冷等。若为多发性小肠损伤或肠系膜撕裂大出血,可迅速发生休克并进行性恶化。

(三)辅助检查

1.实验室检查

白细胞计数升高说明腹腔炎症;血红蛋白含量取决于内出血的程度,内出血少时变化不大。

2.X 线检查

X 线透视或摄片检查有无气腹与肠麻痹的征象,因为一般情况下小肠内气体很少,且损伤后伤口很快被封闭,不但膈下游离气体少见,且使一部分患者早期症状隐匿。因此,阳性气腹有诊断价值,但阴性结果也不能排除小肠破裂。

3.腹部 B 超检查

对小肠及肠系膜血肿、腹腔积液均有重要的诊断价值。

4.CT 或磁共振检查

对小肠损伤有一定诊断价值,而且可对其他脏器进行检查,有时可能发现一些未曾预料的损伤,有助于减少漏诊。

5.腹腔穿刺

有混浊的液体或胆汁色的液体,说明肠破裂,穿刺液中白细胞、淀粉酶含量均升高。

6.治疗原则

小肠破裂的诊断一旦确诊,应立即进行手术治疗。手术方式以简单修补为主。肠管损伤严重时,则应做部分小肠切除吻合术。

7.心理、社会因素

小肠损伤大多在意外情况下突然发生,加之伤口、出血及内脏脱出的视觉刺激和对预后的担忧,患者多表现为紧张、焦虑、恐惧。

应了解其患病后的心理反应,对本病的认知程度和心理承受能力,家属及亲友对其支持情况、经济承受能力等。

三、护理问题

(一)有体液不足的危险

体液不足与创伤致腹腔内出血、体液过量丢失、渗出及呕吐有关。

(二)焦虑、恐惧

焦虑、恐惧与意外创伤的刺激、疼痛、出血、内脏脱出的视觉刺激及担心疾病的预后等有关。

(三)体温过高

体温过高与腹腔内感染毒素吸收和伤口感染等因素有关。

(四)疼痛

疼痛与小肠破裂或手术有关。

(五)潜在并发症

腹腔感染、肠瘘、失血性休克。

(六)营养失调,低于机体需要量

营养失调与消化道的吸收面积减少有关。

四、护理目标

(1)患者体液平衡得到维持,生命体征稳定。

(2)患者情绪稳定,焦虑或恐惧减轻,主动配合医护工作。

(3)患者体温维持正常。

(4)患者主诉疼痛有所缓解。

(5)护士密切观察病情变化,如发现异常,及时报告医生,并配合处理。

(6)患者体重不下降。

五、护理措施

(一)一般护理

1.伤口处理

对开放性腹部损伤者,妥善处理伤口,及时止血和包扎固定。若有肠管脱出,可用消毒或清洁器皿覆盖保护后再包扎,以免肠管受压、缺血而坏死。

2.病情观察

密切观察生命体征的变化,每15min测定脉搏、呼吸、血压1次。重视患者的主诉,若主诉心慌、脉快、出冷汗等,及时报告医生。不注射止痛药(诊断明确者除外),以免掩盖伤情。不随意搬动伤者,以免加重病情。

3.腹部检查

每30min检查一次腹部体征,注意腹膜刺激征的程度和范围变化。

4.禁食和灌肠

禁食和灌肠可避免肠内容物进一步溢出,造成腹腔感染或加重病情。

5.补充液体和营养

注意纠正水、电解质及酸碱平衡失调,保证输液通畅,对伴有休克或重症腹膜炎的患者可进行中心静脉补液,这不仅可以保证及时大量的液体输入,而且有利于中心静脉压的监测,根据患者具体情况,适量补给全血、血浆或人血清蛋白,尽可能补给足够的热量和蛋白质、氨基酸及维生素等。

(二)心理护理

关心患者,加强交流,讲解相关病情、治疗方式及预后,使患者了解自己的病情,消除患者的焦虑和恐惧,保持良好的心理状态,并与其一起制定合适的应对机制,鼓励患者,增加治疗的信心。

(三)术后护理

1.妥善安置患者

麻醉清醒后取半卧位,有利于腹腔炎症的局限,改善呼吸状态。了解手术的过程,查看手术的部位,对引流管、输液管、胃管及氧气管等进行妥善固定,做好护理记录。

2.监测病情

观察患者血压、脉搏、呼吸、体温的变化。注意腹部体征的变化。适当应用止痛药,减轻患者的不适。若切口疼痛明显,应检查切口,排除感染。

3.引流管的护理

腹腔引流管保持通畅,准确记录引流液的性状及量。腹腔引流液应为少量血性液,若为绿色或褐色渣样物,应警惕腹腔内感染或肠瘘的发生。

4.饮食

继续禁食、胃肠减压,待肠功能逐渐恢复、肛门排气后,方可拔除胃肠减压管。拔除胃管当日可进清流食,第2日进流质饮食,第3日进半流食,逐渐过渡到普食。

5.营养支持

维持水、电解质和酸碱平衡,增加营养。维生素主要是在小肠被吸收,小肠部分切除后,要及时补充维生素 C、维生素 D、维生素 K 和复合维生素 B 等维生素和微量元素钙、镁等,可经静脉、肌内注射或口服进行补充,预防贫血,促进伤口愈合。

(四)健康教育

(1)注意饮食卫生,避免暴饮暴食,进易消化食物,少食刺激性食物,避免腹部受凉和饭后剧烈活动,保持排便通畅。

(2)注意适当休息,加强锻炼,增加营养,特别是回肠切除的患者要长期定时补充维生素 BR2 等营养素。

(3)定期门诊随访。若有腹痛、腹胀、停止排便及伤口红、肿、热、痛等不适,应及时就诊。

(4)加强社会宣传,增进劳动保护、安全生产、安全行车、遵守交通规则等知识,避免损伤等意外的发生。

(5)普及各种急救知识,在发生意外损伤时,能进行简单的自救或急救。

(6)无论腹部损伤的轻重,都应经专业医务人员检查,以免贻误诊治。

第七节　脾破裂

一、概述

脾脏是一个血供丰富而质脆的实质性器官,脾脏是腹部脏器中最容易受损伤的器官,发生率几乎占各种腹部损伤的 40% 左右。

脾脏被与其包膜相连的诸韧带固定在左上腹的后方,尽管有下胸壁、腹壁和膈肌的保护,但外伤暴力很容易使其破裂引起内出血。以真性破裂多见,约占 85%。根据不同的病因,脾破裂分成两大类:

(一)外伤性破裂

外伤性破裂占绝大多数,都有明确的外伤史,裂伤部位以脾脏的外侧凸面为多,也可在内侧脾门处,主要取决于暴力作用的方向和部位。

(二)自发性破裂

自发性破裂极少见,且主要发生在病理性肿大(门静脉高压症、血吸虫病、淋巴瘤等)的脾脏;如仔细追询病史,多数仍有一定的诱因,如剧烈咳嗽、打喷嚏或突然改变体位等。

二、护理评估

(一)健康史

了解患者腹部损伤的时间、地点以及致伤源、伤情、就诊前的急救措施、受伤至就诊之间的病情变化,如果患者神志不清,应询问目击人员。患者一般有上腹火器伤、锐器伤或交通事故、工伤等外伤史或病理性(门静脉高压症、血吸虫病、淋巴瘤等)的脾脏肿大病史。

(二)临床表现

脾破裂的临床表现以内出血及腹膜刺激征为特征,并常与出血量和出血速度密切相关。出血量大而速度快的很快就出现低血容量性休克,伤情十分危急;出血量少而慢者症状轻微,除左上腹轻度疼痛外,无其他明显体征,不易诊断。

随着时间的推移,出血量越来越大,才出现休克前期的表现,继而发生休克。由于血液对腹膜的刺激而有腹痛,起始在左上腹,慢慢涉及全腹,但仍以左上腹最为明显,同时有腹部压痛、反跳痛和腹肌紧张。

(三)诊断及辅助检查

创伤性脾破裂的诊断主要依赖如下。

1.损伤病史或病理性脾脏肿大病史。

2.临床有内出血的表现。

3.腹腔诊断性穿刺抽出不凝固血液等。

4.对诊断确有困难、伤情允许的病例,采用腹腔灌洗、B超、核素扫描、CT或选择性腹腔动脉造影等帮助明确诊断。B超是一种常用检查,可明确脾脏破裂程度。

5.实验室检查发现红细胞、血红蛋白和血细胞比容进行性降低,提示有内出血。

(四)治疗原则

随着对脾功能认识的深化,在坚持"抢救生命第一,保留脾第二"的原则下,尽量保留脾的原则已被绝大多数外科医生接受。

彻底查明伤情后尽可能保留脾脏,方法有生物胶黏合止血、物理凝固止血、单纯缝合修补、部分脾切除等,必要时行全脾切除术。

(五)心理、社会因素

导致脾破裂的原因均是意外,患者痛苦大、病情重,且在创伤、失血之后,处于紧张状态,患者常有恐惧、急躁、焦虑,甚至绝望,又担心手术能否成功,对手术产生恐惧心理。

三、护理问题

(一)体液不足

体液不足与损伤致腹腔内出血、失血有关。

(二)组织灌注量减少

组织灌注量减少与导致休克的因素依然存在有关。

(三)疼痛

疼痛与脾部分破裂、腹腔内积血有关。

(四)焦虑或恐惧

焦虑或恐惧与意外创伤的刺激、出血及担心预后有关。

(五)潜在并发症

出血。

四、护理目标

(1)患者体液平衡能得到维持,不发生失血性休克。

(2)患者神志清楚,四肢温暖、红润,生命体征平稳。

(3)患者腹痛缓解。

(4)患者焦虑或恐惧程度缓解。

(5)护士要密切观察病情变化,如发现异常,及时报告医生,并配合处理。

五、护理措施

(一)一般护理

1.严密观察监护伤员病情变化

把患者的脉率、血压、神志、氧饱和度(SAO2)及腹部体征作为常规监测项目,建立治疗时的数据,为动态监测患者生命体征提供依据。

2.补充血容量

建立两条静脉通路,快速输入平衡盐液及血浆或代用品,扩充血容量,维持水、电解质及酸碱平衡,改善休克状态。

3.保持呼吸道通畅

及时吸氧,改善因失血而导致的机体缺氧状态,改善有效通气量,并注意清除口腔中异物、假牙,防止误吸,保持呼吸道通畅。

4.密切观察患者尿量变化

怀疑脾破裂病员应常规留置导尿管,观察单位时间的尿量,如尿量＞30mL/h,说明病员休克已纠正或处于代偿期。如尿量＜30mL/h甚至无尿,则提示患者已进入休克或肾衰竭期。

5.术前准备

观察中如发现继续出血(48h内输血超过1200mL)或有其他脏器损伤,应立即做好药物皮试、备血、腹部常规备皮等手术前准备。

(二)心理护理

对患者要耐心做好心理安抚,让患者知道手术的目的、意义及手术效果,消除紧张恐惧心理,还要尽快通知家属并取得其同意和配合,使患者和家属都有充分的思想准备,积极主动配合抢救和治疗。

(三)术后护理

1.体位

术后应去枕平卧,头偏向一侧,防止呕吐物吸入气管,如清醒后血压平稳,病情允许可采取半卧位,以利于腹腔引流。

患者不得过早起床活动。一般需卧床休息10～14d。以B超或CT检查为依据,观察脾脏愈合程度,确定能否起床活动。

2.密切观察生命体征变化

按时测血压、脉搏,呼吸、体温,观察再出血倾向。部分脾切除患者,体温持续在38～40℃2～3周,化验检查白细胞计数不高,称为"脾热"。对"脾热"的患者,按高热护理及时给予物理降温,并补充水和电解质。

3.管道护理

保持大静脉留置管输液通畅,保持无菌,定期消毒。保持胃管、导尿管及腹腔引流管通畅,妥善固定,防止脱落,注意引流物的量及性状的变化。若引流管引流出大量的新鲜血性液体,提示活动性出血,及时报告医生处理。

4.改善机体状况,给予营养支持

术后保证患者有足够的休息和睡眠,禁食期间补充水、电解质,避免酸碱平衡失调,肠功能恢复后方可进食。应给予高热量、高蛋白、高维生素饮食,静脉滴注复方氨基酸、血浆等,保证机体需要,促进伤口愈合,减少并发症。

(四)健康教育

(1)患者住院 2~3 周后出院,出院时复查 CT 或 B 超,嘱患者每月复查 1 次,直至脾损伤愈合,脾脏恢复原形态。

(2)嘱患者若出现头晕、口干、腹痛等不适,均应停止活动并平卧,及时到医院检查治疗。

(3)继续注意休息,脾损伤未愈合前避免体力劳动,避免剧烈运动,如弯腰、下蹲、骑摩托车等。注意保护腹部,避免外力冲撞。

(4)避免增加腹压,保持排便通畅,避免剧烈咳嗽。

(5)脾切除术后,患者免疫力低下,注意保暖,预防感冒,避免进入拥挤的公共场所。坚持锻炼身体,提高机体免疫力。

参考文献

[1]王雪霞.实用护理基础与实践[M].哈尔滨:黑龙江科学技术出版社,2021.

[2]王辰囡.临床护理基础理论与实践[M].西安:西安交通大学出版社,2020.

[3]崔海燕.常见疾病临床护理[M].北京:科学技术文献出版社,2020.

[4]魏丽萍.实用内科护理实践[M].哈尔滨:黑龙江科学技术出版社,2020.

[5]卜丹.现代全科护理基础与临床[M].天津:天津科学技术出版社,2020.

[6]孔英华.临床急症护理指导[M].北京:科学技术文献出版社,2020.

[7]吴修峰.现代外科疾病诊疗与护理[M].沈阳:沈阳出版社,2020.

[8]荆淑红.内外科护理理论与实践[M].哈尔滨:黑龙江科学技术出版社,2021.

[9]陈凤娇.现代全科护理策略[M].北京:科学技术文献出版社,2020.

[10]秦燕辉.常见疾病临床护理实践[M].天津:天津科学技术出版社,2020.

[11]王林霞.临床常见病的防治与护理[M].北京:中国纺织出版社,2020.

[12]李和军.急诊护理实用手册[M].哈尔滨:黑龙江科学技术出版社,2020.

[13]赵传欣.临床疾病诊断治疗与护理[M].武汉:湖北科学技术出版社,2021.

[14]刘昌红.临床全科护理学[M].长春:吉林大学出版社,2021.

[15]杨林.护理安全用药指南[M].昆明:云南科技出版社,2018.